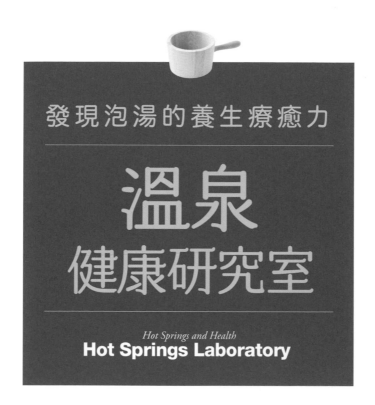

發現泡湯的養生療癒力

溫泉
健康研究室

Hot Springs and Health
Hot Springs Laboratory

臺灣首位致力溫泉醫療研究權威

陳家勉醫師 —著

H₂O 原水文化

目錄 。content

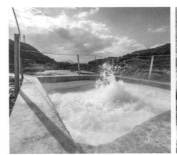
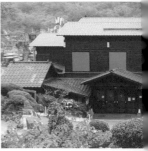

Chapter1 溫泉史研究室

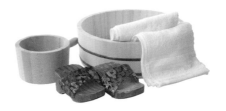

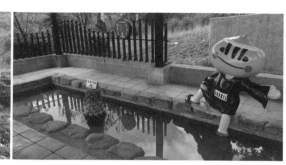
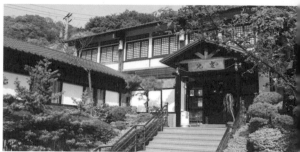

Chapter2 保健養生研究室

Chapter3 溫泉醫療研究室

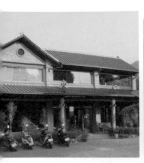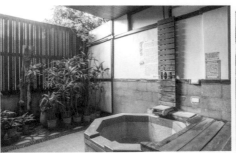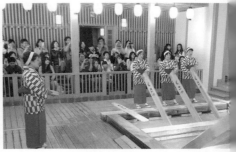

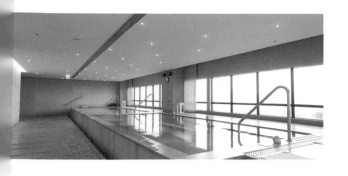
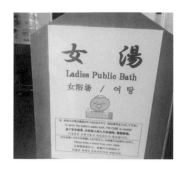

Chapter4 衛生安全研究室

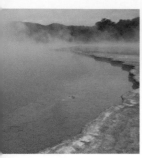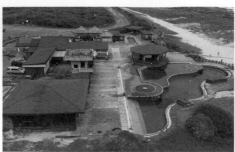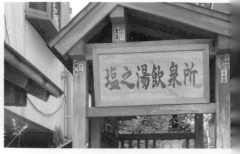

Chapter5 入門知識研究室

推動臺灣溫泉醫療保健,提升相關產業的經濟效益

甘其銓
嘉南藥理大學觀光系溫泉產業研究所、臺灣溫泉研究發展中心執行長

臺灣溫泉資源開發利用,雖已超過百年以上歷史,然多侷限以觀光休閒遊憩為主的活動,對比國外有溫泉之國家如日本、德國、匈牙利與俄羅斯等國,早已將溫泉廣泛應用於農業栽培、復健養生、生物科技等層面。

以筆者曾經去過的國家為例,在日本,溫泉的湯治文化歷史悠久,除了娛樂觀光外,更利用溫泉醫院的建置,對溫泉帶來的健康療養效果進行相當多的研究,並用以推廣其效用;在俄羅斯索契,除了將溫泉利用在地熱發電應用,更建置溫泉專用療養院所來讓到當地遊覽觀光的民眾進行溫泉復健治療。

在德國,更是結合當地的溫泉、森林、河流與峽谷等自然資源,建置了著名的巴登巴登溫泉保養地。在土耳其、希臘、法國、紐西蘭及保加利亞,在溫泉的運用上主要是以健康療養為主,法國還利用溫泉開發出國際知名的品牌化妝品。

見諸上述擁有溫泉資源的國家政府,對於溫泉資源多元發展,均積極鼓勵相關研究的投入,以「實證醫學」進行溫泉應用對於各項疾病治療與溫泉泉質間關係研究,德國及日本各國針對溫泉應用科學實證研究已證實溫泉對於肺功能、骨骼肌肉關節功能的輔助治療效用

較顯著，並且已建立了良好的政策法令、經營模式及管理制度。反觀國內溫泉的健康理療才剛起步，國內對於溫泉健康療養之科學研究仍屬於初步階段，大部分的溫泉區仍以觀光休閒為主。

　　陳醫師與筆者的共同期望就是臺灣溫泉應用能夠往促進健康和預防疾病方向推廣，猶記得在一場北投溫泉學術研討會議的場合中認識陳家勉醫師，至今已逾十餘年，每每接到陳醫師的來電也都圍繞著溫泉應用的議題，此次有機會拜讀陳醫師的著作，除感佩他於行醫忙碌之暇，更戮力於溫泉應用於醫療的研究。

　　此次陳醫師將相關溫泉使用的衛生與資源管理等相關議題，以及參考諸多國內外文獻，以 Q&A 的方式於本書中呈現，閱讀起來的感受有別於坊間溫泉相關書籍，書中除加強調溫泉浸泡與應用方式應注意「因人而異」，並將一般民眾對溫泉使用的擔憂，以陳醫師的實證經驗與學術基礎加以釋疑，每一個問題的提出亦是筆者於溫泉研究上很好的題材，透過本書的閱讀對於身為溫泉研究者而言，實在受益匪淺。

促進溫泉觀光與療養，帶動醫療領域新藍海

▍**李吉田**／中華民國溫泉觀光協會理事長

　　臺灣泡湯文化雖來自日本，但對於溫泉的常識普遍不足，臺灣同樣有得天獨厚的天然溫泉，但一般人對於溫泉促進人體健康的影響及對各項慢性疾病的預防資訊明顯不足，也少有相關醫療團隊在醫學上的臨床研究，目前臺灣對於溫泉資源的利用尚停留在休閒遊憩的階段。反觀歐洲、日本等國家對於發展溫泉成為休閒活動及理療的結合，更設立溫泉醫院針對不同地區、不同泉質，規劃出不同特色的溫泉治療法讓醫師可開立處方籤，病患可以拿著處方籤，藉由泡湯可達到治療的效果。

　　為了讓國人有正確的溫泉專業知識，陳家勉醫師利用多年來之溫泉醫療研究，特出版本書，尤其針對臺灣溫泉的歷史及發展過程、溫泉基本常識、溫泉的疾病預防及健康養生，溫泉療效均有精闢的論述！提供給愛好泡湯及溫泉業者、學術機構一個非常好的研讀與學習的專書。作者對溫泉研究充滿了熱情、也是臺灣溫泉醫療領域的權威，本協會特別禮聘擔任顧問一職，以期借重他的專業及多年來的溫泉理療研究的實務經驗，提供溫泉產業的諮詢服務。

　　臺灣擁有豐富的天然溫泉資源，但政府對於溫泉醫療發展的認知不足，使溫泉產業發展受限，為強化溫泉之多元利用，以及擴大溫泉經濟規模，建議應結合產、官、學、醫界共同發展、溫泉觀光、醫療保健等，讓溫泉產業創造出更大的經濟效益。

了解溫泉醫療，終生受惠

洪德仁
台北市北投文化基金會創辦人、社區醫師

　　臺灣有豐富的溫泉資源，很多民眾也很享受泡溫泉的樂趣，但是有關於溫泉的功效，大多是引用日本或歐洲的經驗，不只數量少，容易以訛傳訛，甚至於誇張效果，造成民眾無從辨識正確與否。

　　長久以來，國內從事溫泉療效研究的學者極為少見，勉強有幾位醫師從事這樣的研究或文章發表，但大多為綜論性質，缺乏系統性的研究和整理。多年來，我知道陳家勉醫師十分關心溫泉的療效，也以地利之便，進行系列的研究。如今看到他這本《溫泉健康研究室》的出版，內心十分欣悅。

　　陳家勉醫師將溫泉相關歷史脈絡、溫泉浴方法、溫泉的療效、泡溫泉注意事項，一一提供正確、通俗的論述，特別針對特定的疾病，提供泡溫泉的正確觀念，還有泡溫泉要注意的安全事項，也都有詳細的說明，我相信這是一本兼具正確溫泉療效的知識性，也是實用的專書。

　　我認為，對於喜歡泡溫泉的民眾，能夠有一本《溫泉健康研究室》，走遍全世界溫泉，能夠對溫泉療效能有充分了解，也能終生受惠。

最專業的溫泉理療研究，為
全民精關泡湯養生的智慧

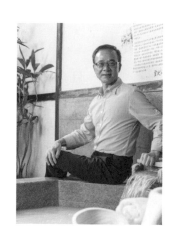

游騰在
皇池溫泉御膳館董事長

　　2007 年經溫泉達人旅遊作家楊麗芳老師的介紹，認識陳家勉醫師。知道陳醫師對溫泉之研究經驗豐富，直至今日從未間斷過實驗與研究。本人從事溫泉業 20 多年來，還未見過像陳家勉醫師這麼熱衷執著於溫泉之深入探索。

　　臺灣至目前，官方認證有 19 個溫泉區，普及率及便利性為世界之最，而如何正確泡湯法，長期以來都參考國外之經驗，而陳家勉醫師對溫泉的研究未曾間斷過，從每個溫泉區的泉質成分分析、溫泉之溫度泡多久對人體的效果都有深入的實驗數據，且詳細記錄於書中，還教導國人正確泡湯法，真的令人佩服他的用心良苦。

　　國人的慢性疾病逐年增加是一大隱憂，且占醫療龐大支出或將拖垮健保給付。預防勝於治療，臺灣溫泉資源豐沛可以運用於預防慢性疾病的發生。陳家勉醫師從事溫泉研究 20 多年之經驗，從如何泡溫泉，到什麼泉質、泡多久時間，對什麼疾病有效果，在本書中不吝傳授，實為國人之福。

　　養生的方法不勝枚舉，泡湯更是經濟實用的一種，希望國人也能重視泡溫泉養生，為自己的健康開起一扇窗，也冀望政府相關單位廣泛宣傳溫泉療法，吸引更多的觀光資源。

懂得泡溫泉，是一門好學問！

▎陳家勉醫師

　　臺灣雖然得天獨厚擁有各類溫泉，但是政府單位在溫泉的認知上還是有限，所以目前溫泉產業的發展仍停滯不前。反觀臨近的溫泉王國——日本，在產、官、醫、學界的努力推動下，融合了在地的文化，並串聯出頗為特殊完善的溫泉產業鏈，除了創造出龐大的經濟效應外，更讓全民共享「溫泉天國」所帶來的福祉。

　　自日據時代以來，臺灣各地的溫泉區大多承襲了日式的溫泉文化，而相同的沐浴模式也深植著溫泉業，然而，民眾但知泡湯休閒享受，卻不知高檔次的溫泉之旅在健康與醫療上的效益為何？為了讓國人能得到正確的溫泉知識，筆者特別針對演講、授課時，聽講者常提出的問題與媒體報導之溫泉事件等議題，盡量以淺顯易懂的問答方式解惑之，如有需要也會佐以相關之圖表相對應。

　　本書的編撰參考了許多日本的溫泉資訊與溫泉醫療叢書，同時也匯整一些英文醫學文獻與書籍、臺灣的溫泉旅遊書籍與雜誌、網路資訊及個人實證醫學上的研究、著作以及多年來的心得。全書共分為五個章節：〈Chapter1 溫泉史研究室〉主要介紹世界溫泉的歷史及其興起與發展的過程；〈Chapter2 保健養生研究室〉是有關溫泉疾病預防與健康促進的論述；〈Chapter3 溫泉醫療研究室〉是對溫泉醫療常見問題做一個簡淺之說明；〈Chapter4 衛生安全研究室〉主要是提醒民眾泡溫泉時應該注意的衛生安全問題；〈Chapter5 入門知識研究室〉則是解說溫泉的基本知識。

　　臺灣有好的溫泉，一定要與好的臺灣民眾分享！最後還是要感謝親友們與原水出版社的支持與協助，讓本書能夠順利地付梓。

Chapter

01

溫 泉 史 研 究 室

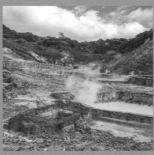
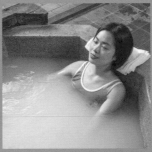
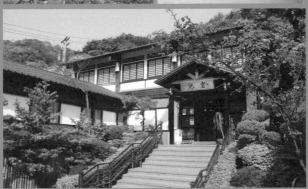
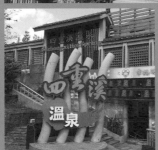
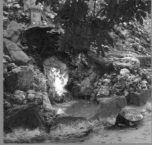

溫泉史研究室

　　人類使用溫泉的歷史頗為悠久,溫泉除了醫療上的效果外,同時兼具農作養殖及觀光休閒等功能。為了讓溫泉醫療有長足性的發展,歐洲及日本等國政府莫不致力於:以實證醫學為基礎的研究,與推廣以全民健康為福祉的醫療保健效益,並將溫泉醫療納入國家健康保險體制內。

　　反觀國內,目前溫泉的應用大都僅限於休閒遊憩方面,未來若能從長計畫,將溫泉資源有效運用於醫療保健領域,臺灣溫泉產業之發展將得以進一步提升。

♨ 溫泉的興起與發展

　　西元 1 世紀末到 3 世紀中葉,因為羅馬帝國澡堂文化的拓展,歐、亞、美洲等世界各溫泉地也隨之興起與發展,其中溫泉的應用以法國的溫泉礦泉水及溫泉醫美的表現上最為亮眼,而在溫泉醫療實質性的發展方面則以德國與日本做得最為突出與精實!近 2 世紀也由於現代醫療的突飛猛進,隨著世界潮流的趨勢,使得往日單一的溫泉醫療行為調整成為以促進健康為主軸、結合溫泉療養地概念的複合式溫泉醫療。

歐洲篇

　　溫泉是大地所賜予人類極為珍貴之資產，而溫泉所擁有之迷濛的神祕力量總是讓人捉摸不透！早在西元前 500 年，希臘名醫希伯格拉底（Hippocrates）即建議使用溫泉來治療風濕、肌肉痙攣、關節炎及坐骨神經痛等疾病；西元前後，羅馬人是首次將浴療應用於因戰而傷的軍人，其後隨著羅馬帝國領土的擴張，澡堂的浴療文化隨之擴展至歐洲各國。

18 世紀時溫泉水療被列入國民健康醫療的一環

　　17 世紀，德國人在溫泉區興建提供復健用的溫泉保養館（Kurhaus），由於熱溫泉對於人體疫痛擁有卓越的治療功效，這使得溫泉保養館於 18 世紀時風靡歐洲各國；爾後，德國政府廣為鼓勵國民前往渡假、療養，並由政府補助保險費，每年平均有 8,200 萬人次受惠。後來經德國研究調查得知：Kurhaus 水療法使用者比未使用者的罹病率要低，政府因而將 Kurhaus 水療法列為國民健康醫療中重要的一環。

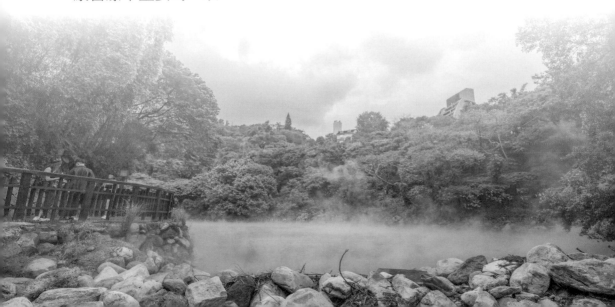

KURHAUS

在德語的字義上，KUR 為「保養／治療」之意，而 HAUS 是「館」的意思；在日本，則是將 KURHAUS 翻譯成「促進健康的溫泉保養館」。

KURHAUS 最早源自於德國，分布於優美自然環境的森林地帶及海濱地區，共約 350 所，而接受處方的病患們則需花費 3 週的時間於館內接受溫泉保養的治療。

KURHAUS 以德國黑森林區的巴登·巴登（Baden Baden）最負盛名，其利用溫泉的溫熱及壓力等物理作用與醫療結合再配合運動以達到醫療保健的目地，由於功效卓越，德國政府更斥資興建 KURHAUS 鼓勵國民前往渡假、療養，且由政府補助保險費用，並將 KURHAUS 列為國民健康醫療中之一環。

20 世紀後發展為結合保健與醫療的溫泉水療渡假中心

第一次世界大戰後，現代醫療發展快速，傳統的溫泉醫療遭受強烈挑戰而漸趨式微，但歐洲人對於溫泉療養法早已成為習慣；同一時期，法國開始以溫泉治療各種皮膚病，重新開啟人們對溫泉的熱愛。此階段的溫泉與醫療相互緊密結合，逐步形成以溫泉為主軸的醫療型態。

歐洲在工業革命的席捲之下，溫泉的應用也走向機械化結合，呈現出多元化的樣貌。20 世紀，歐洲各國和日本的溫泉逐漸發展

為大型渡假中心型態，當中又以保健和醫療為服務主軸的溫泉療養地發展最為迅速；第二次世界大戰後，美國的水療以醫療取向為主，加上運動、減肥與美容等概念興起，有別於歐洲國家重視溫泉療效的本質，其水療較著重遊憩與運動等休閒功能。

────── 捷克盛名的療養地 ──────

　　捷克在東歐是世界著名的溫泉國家，在溫泉區內悠遊時一棟棟的巴洛克式華麗建築歷歷在目，其中以「國王溫泉」卡羅維瓦利的溫泉迴廊與「皇后溫泉」瑪麗安斯凱的音樂噴泉最負盛名，雙城都是以「飲泉」為特色之溫泉城。

　　卡羅維瓦利有近百處溫泉療養地，其中有 12 處具有特別療效，而泉質中含有 40 種以上各具療效的礦物質，其溫泉之伴手禮有溫泉杯、溫泉薄餅及溫泉養命酒等。

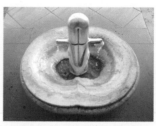
▲ 捷克小飲泉所

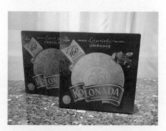
▲ 容易消化的各種口味之溫泉薄餅，符合療養病患的飲食需求

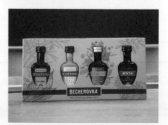
▲ 捷克的溫泉酒

日本篇

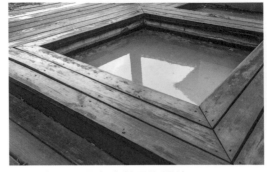

▲ 日本國民溫泉療養是為湯治

　　談及日本的溫泉史得追溯自西元 1600 年代，農民於農閒之餘的「湯治」。日本的溫泉旅館最早即稱為「湯治場」，其藉由天然溫泉的療效，純粹作為治療與休養的場所。

二次大戰時發展出溫泉專科醫院及醫師的認證制度

　　1943 年，日本政府將溫泉應用的相關規範訴諸於法令，進而發展出溫泉醫院及溫泉專科醫師的認證制度，促使溫泉與醫療正式接軌。

日本溫泉部分泉種細分

● 碳酸氫鹽之泉種：依照陽離子可大致分為重曹泉（鈉 - 碳酸氫鹽泉）及重碳酸土類泉（鎂 - 碳酸氫鹽泉和鈣 - 碳酸氫鹽泉）。

● 硫酸鹽之泉種：依照陽離子可大致分為芒硝泉（鈉 - 硫酸鹽泉）、石膏泉（鈣 - 硫酸鹽泉）、正苦味泉（鎂 - 硫酸鹽泉）、明礬泉（鋁 - 硫酸鹽泉）與綠礬泉（鐵 [II]- 硫酸鹽泉）。

● 混合型溫泉：溫泉所含的陰陽離子常常不只一種，如有二種主要陰離子等量存在則稱之。如硫酸鹽氯化物泉與氯化物碳酸鹽泉等。

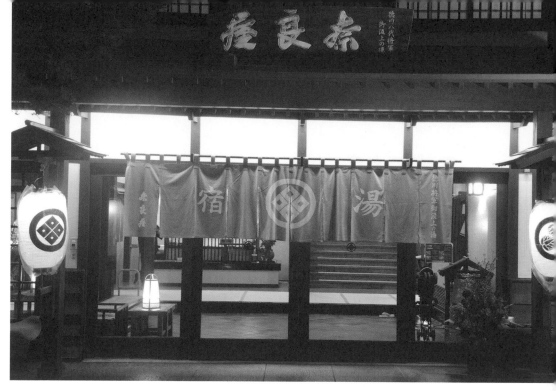
▲ 日本溫泉主要以浴用為主

　　1974 年，日本正式引進德國 Kurhaus 的技術，並連結日本湯
治文化與現代運動生理學，再加入 SPA 功能後，日本厚生省將此
類溫泉保養館列入推廣重點設施。日本對於溫泉之泉質亦做了詳
細的分析與效能的研究，甚至積極開發出先進的溫泉醫學與溫泉
浴療法，對於使用溫泉治療設施者，政府給予免稅的醫療優惠。

日本的溫泉療法著重於浴用療法

　　日本溫泉的泉質與歐洲不同之處在於除了泉源數眾多（約
20,000 處以上），泉質較為稀薄、泉溫較高。日本主要以浴用療
法為主，較少關於飲泉或其他特殊療法（包括吸入、含漱、洗滌、
壓注及蒸氣浴等）方面的運用。

中國大陸篇

中國最早有關溫泉研究的歷史紀錄是來自《淮南子》中描述的神農氏嚐百草之滋味,「水泉之甘苦」,而有名的「驪山湯」也治癒了秦始皇的瘡症。

歷來典籍均對溫泉療效推崇備至

漢代天文學家張衡在《溫泉賦》中即記載了:「遂適驪山,觀溫泉,……六氣淫錯,有疾癘兮。溫泉汨焉,以流穢兮。……」;唐太宗李世民在《溫泉銘》中記下了:「朕以憂勞積慮,宿疾累嬰,每濯患於斯源,不移時而獲捐……」;北魏酈道元的《水經注》記載著:「大融石出溫湯,療治百病」,也記述了飲泉的療法,像是「魯山泉女湯,飲之癒百病」;明朝李時珍在《本草綱目》中則有更具體的說明:「溫泉主治諸風濕,筋骨攣縮及肌皮頑痺,手足不遂……」,指出溫泉可以療治諸多疾病;《本草綱目》中更將礦泉分為熱泉、冷泉、甘泉、酸泉及苦泉五類,並闡述了礦泉的治療方法及適應症。

溫泉發展從早期的「療治」轉向「觀光化」

中國大陸解放以後,隨著醫學不斷地發展,礦泉療法也一直被廣泛應用於臨床上,而在保健、康復及疾病治療方面也都具有重要的作用。1956 年,章鴻釗編寫了《中國溫泉輯要》,1964 年在「中華人民共和國衛生部科學技術委員會理療與療養專題組」

會議上，首次確定了中國醫療礦泉的定義與分類。

中國大陸近代溫泉療養由日本占據的地區開始發展，像是20世紀之初日本人便開設了遼寧省的湯崗子溫泉療養所供日軍療養之用；中國共產黨執政後，湯崗子溫泉療養所更進而擴建成為大型的溫泉療養院，韓戰時期就曾作為傷兵的療養院之用，並在1976年發生唐山大地震時大大地發揮救治功能，收治了450名傷者；此外，2003年SARS事件發生時，北京小湯山溫泉醫院亦曾作為病患的隔離治療所。

早期中國溫泉地之溫泉療養院主要是以療治為目的，但基於溫泉療養費的高漲，療養客人數減少，在1978年改革開放後，溫泉地也大幅地改變為以「觀光化」為導向的發展。隨著溫泉療養院開拓廣大腹地、中式庭園設計及強化溫泉地住宿、運動及娛樂等觀光設施，目前大陸已成功吸引了來自各地的觀光客。

中國的礦泉療法

「礦泉」是一種由地下深處自然（或鑽孔）湧出於地表，具有一定溫度和物理化學特性的泉水，由於應用於防治疾病及療養的礦泉絕大部分都具有較高的溫度，故亦稱之溫泉。

礦泉屬於一種地下水，但與普通地下水不同，主要區別在於：(1)礦泉水溫度多數較高（34℃以上）；(2)含有一定濃度的礦物質，每升水含有固體成分在 1g/L 以上；(3)含有一定量的微量元素，

如碘、溴、鐵、氟等；至於有些礦泉所含之礦物質成分雖然沒有達到上述標準，但仍有治療作用者，稱之為淡泉。雖然世界各地的泉質標準不盡相同，像是大陸在泉質上是比較強調礦泉，而在醫療方面則是以礦泉療法來稱謂，其大部分的泉質都可與日本的泉質相呼應，像是「淡泉」就相當於日本的「單純泉」。

中國將具有醫療效果之礦泉分為 12 種泉質，各類泉質都詳列其礦化度及成分，而其中的砷泉在現代醫療的使用上是較具有爭議性！

中國醫療礦泉分類（1981 年）

名稱	礦化度	主要成分		特殊成分
		陽離子	陰離子	
氡泉				$Rn>3nCi/L$
碳酸泉				$CO_2>1g/L$
硫化氫泉				總硫量 $>2mg/L$
鐵泉				$Fe^{2+}+Fe^{3+}>10mg/L$
碘泉				$I^->5mg/L$
溴泉				$Br^->25mg/L$
砷泉				$As^+>0.7mg/L$
矽酸泉				$H_2SiO_3>50mg/L$
重碳酸鹽泉	$>1g/L$	HCO_3^-	Na^+,Ca^{2+},Mg^{2+}	
硫酸鹽泉	$>1g/L$	SO_4^{2-}	Na^+,Ca^{2+},Mg^{2+}	
氯化物泉	$>1g/L$	Cl^-	Na^+,Ca^{2+},Mg^{2+}	
淡泉	$<1g/L$			溫度 $>34℃$

＊資料來源：張向群（2001），礦泉療法，中國北京：中國中醫藥出版社。

中國大陸礦泉理化成分的表示法（庫爾洛夫公式法）

「礦泉療法」是應用具有醫療效之礦泉來防治疾病的一種療治方法，這種礦泉，是指從地下自然湧出或是用人工開採之地下水，含有 1g/L 以上的可溶性固體、含有特殊的氣體、含有一定量的微量元素或具有 34℃ 以上的溫度，可供醫療保健應用者。

湯崗子礦泉之泉質為氡泉、硅酸泉，其泉質的成分表示如下（註1）：

$$\text{Rn } 45 \text{ M } H_2SiO_3 \text{ } 140 \text{ M } 0.49 \quad \frac{SO_4 \text{ } 44.32}{Na \text{ } 97.69} \quad \text{T } 72 \text{ Q} 20$$

$$\text{Sp} \cdot \text{M} \quad \frac{\text{陰離子（按含量多少從左向右排，單位 mEg\%）}}{\text{陽離子（按含量多少從左向右排，單位 mEg\%）}} \quad \text{pH} \cdot \text{T} \cdot \text{Q}$$

Sp：所含氣體或微量元素

M：可溶性固體成分（g/L）

pH：酸鹼度

T：溫度（℃）

Q：泉水湧出量（升／秒）

註1：中國大陸礦泉理化成分的表示法（庫爾洛夫公式法）。

臺灣篇

　　臺灣蘊藏多處豐富的溫泉資源，溫泉的密度不亞於日本，但早期溫泉的歷史緣由目前尚無確切文獻可供參考。

　　臺灣之泉質標準雖是參考比照日本的泉質，但是在泉質項目的展現上是過於簡略，而且也少了許多重要的內含物（像是偏矽酸、偏硼酸等），而這些所反應的則是泉質適應症及禁忌症資訊上的不足，更不用談及如何運用在醫療上？當然，放眼全世界，還是以日本溫泉的泉質標準最為詳實，而且每種泉質的效益在健康促進及醫療保健上都獲得日本政府及醫界的認同。

日據時期開始進行溫泉的開發與利用

　　日據時期，臺灣的溫泉開發與利用主要是醫療用途，臺灣總督府特地設立了日本陸軍衛戍醫院北投分院（現為三軍總醫院北投分院），開發了北投溫泉地作為日軍傷兵的療養所；日據時期50年間，北投、陽明山、礁溪及知本等地的溫泉陸續被開發，前後設置了公共浴場和山中溫泉，讓溫泉的取用更加方便。

經濟起發後即轉型為觀光休閒模式

　　隨著臺灣光復後國民政府遷臺，經濟成長起飛，溫泉浴也逐漸轉型為另一種觀光休閒的模式，單單在台北市北投區就有兩個溫泉發展協會，其一是北投公園周邊溫泉旅館林立之「台北市溫

泉發展協會」，另一則是
位於台北榮總旁行義路邊
之「台北市紗帽山溫泉發
展協會」。紗帽山溫泉發
展協會在近些年來已跳脫
出以往紗帽山土雞城的經
營模式，現已成為搭配養
生、泡湯文化各具風情的

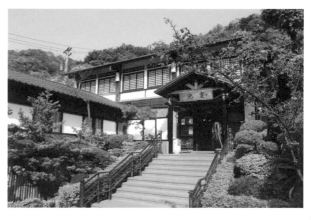

▲ 皇池御膳館內可享用精緻的台、日式美味佳餚

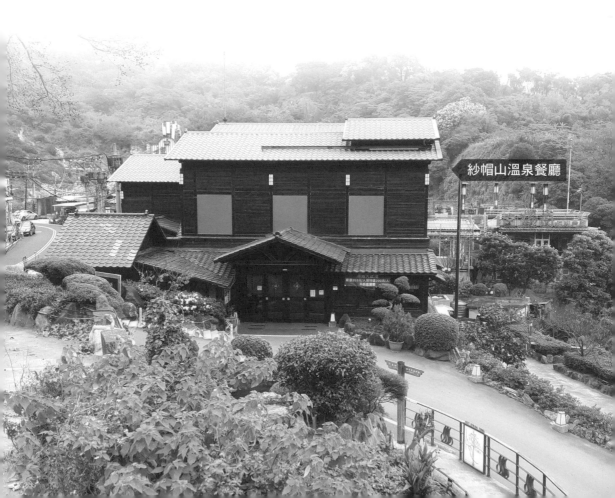

溫泉餐廳，因其泉質較近泉源處故白磺泉相對較為濃郁，**而其中北投「皇池御膳館」之鐳溫泉為青磺泉（含有放射性鐳），並附有「御膳」等級的美食**，而用餐額滿即可享有免費泡湯之服務，因泉質較強，所以體質較虛者泡溫泉的時間不宜過長。

溫泉守護神

溫泉自古就被認為是神聖之水、神奇之水，長久以來人類就在所信仰的神祇庇佑下使用溫泉，古希臘的第一溫泉神廟內便祭拜著希臘神話中的溫泉女神 Artemis Termia。

日本和歌山縣的奧熊野溫泉有一名為「女神之湯」之溫泉湯屋，業者可能認為泡其碳酸氫鈉泉美人湯之後會成為女神是故名之。日本動漫「溫泉物語」所描述的是：喜歡溫泉之旅的男主角公湯上誠在某溫泉街上邂逅了溫泉女神白羽由理，並且對她一見鍾情，但也因此而使得她失去了神力。南投縣曾在國姓鄉北港溫泉區舉辦的溫泉季嘉年華中讓熱愛泡湯的溫泉女神候選人穿著浴衣踩街一同角逐泰雅溫泉女神之封號。

世界各地的溫泉文化都與當地的信仰息息相關，如日本的溫泉文化則是充滿著佛教與神教的色彩，如日本有馬溫泉的黃檗宗溫泉寺內供奉的是藥師如來，寺廟的右手邊一路順著斜坡而上的則是溫泉神社別稱的湯泉神社，所祭拜的是據聞發現有馬溫泉的「大已貴命」及「少彥名命」兩位等神祇，對於疾病擁有治癒的

神力,而山路的對面像是一個鐘樓也不時地傳來鐘聲,在參拜莊嚴肅穆的佛、神之後也洗滌了一身俗世的塵埃。

在臺灣,據聞台北市北投溫泉區普濟寺中密藏著「湯守觀音」溫泉的守護神(湯守觀音像傳聞中曾被盜取過),長年來保佑著過往的湯客;此尊觀音像手執淨瓶立於龜殼上,淨瓶中盛有靈水可以消災免難,而烏龜則是長壽的象徵——有拜就有保佑!

在台南市白河區關嶺里的火王爺廟內所祭祀的不動明王既為關子嶺溫泉的守護神,也是溫泉業者的信仰對象,不時護佑著關子嶺溫泉與在地的居民,而所推廣的

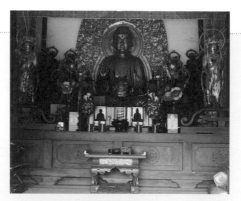
▲日本有馬溫泉的溫泉寺

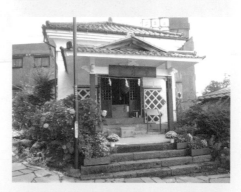
▲日本伊香保的藥師堂

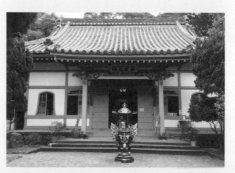
▲北投普濟寺為日本臨濟宗之佛教寺院

火王爺祭也是民眾表達對火王爺感念與敬意的祭典；而台東縣知
本溫泉區業者先前為了鎮守水患與疾病還特地從泰國迎回了四面
佛以護佑在地的居民、業者與湯客。

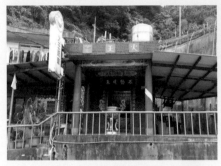

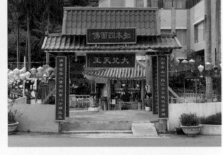

▲ 台南關子嶺之火王爺溫泉守護神　▲ 知本溫泉的四面佛溫泉守護神

♨ 溫泉浴療的方法

　　人類使用溫泉之初，有不少是從受傷野生動物之溫泉浴療經
驗學習而來，在古代尚未有抗生素等強力消炎藥的時候，溫泉浴
療被利用來清除鬆散壞死的組織（溫和分離燒傷的焦痂）、稀釋
並移除傷口表面的污染物質（如細菌、油脂及細胞碎片），還能
促進缺血性肢體之血液循環。

浴用法

　　這是目前泡溫泉最普遍的方式，可分為全身浴、局部浴及其
他浴法。

全身浴

全身浴的姿勢又分為臥式與坐式。**臥式**即仰臥在浴盆或浴池中，讓頭頸部與前胸大面積露出水面（水面不超過乳頭高度），此方式除了易為病人所接受外，對心、肺等胸腔器官造成的負擔也較小；例如寢浴就是由臥式延伸而來的全身浴法，具有放鬆肌肉及安神助眠的效果（千萬不要一個不留神睡著，而造成溺水的意外）。**坐式**則是上半身直立、下半身採日常坐姿的浸浴方式，入浴時僅頭部露出水面，適用於體質較佳者。

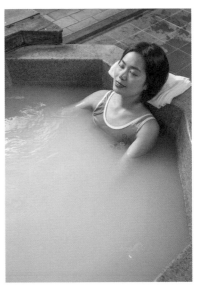
▲ 臥式全身浴

此外，不同的水溫，建議浸泡的時間也不同，高溫浴（＞40℃）是 10 ～ 15 分鐘、中溫浴（38 ～ 40℃）是 15 ～ 30 分鐘、低溫浴（34 ～ 37℃）則為 20 ～ 40 分鐘，不難看出**泉溫愈高，浸泡的時間要愈短**。

醫學上，**高溫浴**對神經的興奮作用較顯著，不僅可明顯促進血液循環及新陳代謝，更有良好的消炎止痛效果，然而高溫浴對心血管的刺激性強，故不建議年老體弱和心血管功能不全者浸泡。**中溫浴**屬一般人最常使用的全身浸浴方式，該溫度範圍對身體的刺激較為溫和且舒適，還可以改善血液循環、緩解肢體痙攣及關

節的疼痛。**低溫浴**則對呼吸循環功能的影響較小，主要有顯著的鎮定作用，適合於年老體弱、心血管功能欠佳及神經衰弱者浸泡。

局部浴

局部浴大致上可分為：半身浸浴、坐浴、手臂浴及足浴。

● **半身浸浴**：浴者僅下半身浸坐在水溫 38 ～ 40℃的浴盆或浴池裡，每次 15 ～ 20 分鐘；主要作用於人體的下半身，全身性的反應較小，也可視為全身浴的過渡療法。

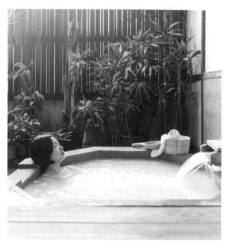

▲ 坐式全身浴時，僅頭部露出水面

不同泉溫的健康效用及適合對象

	泉溫	浸泡時間	健康效用	特點	禁忌或適合的對象
高溫浴	> 40℃	每次 10 ～ 15 分鐘	· 興奮神經 · 促進血液循環及新陳代謝 · 消炎止痛	對心血管的刺激性強	不適合年老體弱和心血管功能不全者
中溫浴	38 ～ 40℃	每次 15 ～ 30 分鐘	· 改善血液循環 · 緩解肢體痙攣及關節的疼痛	對身體的刺激較為溫和且舒適	適合一般人
低溫浴	34 ～ 37℃	每次 20 ～ 40 分鐘	· 鎮定作用	對呼吸循環功能的影響較小	適合年老體弱、心血管功能欠佳及神經衰弱者

●**坐浴**：人體從事坐浴時的浸泡面積比半身浸浴要小，範圍僅限於下腰、臀部、大腿根部及會陰部，每次 10 〜 15 分鐘。

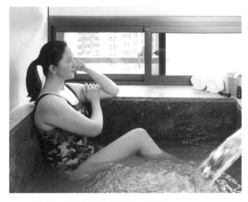

▲ 坐浴可舒緩骨盆腔之不適

坐浴除了有清潔會陰之用外，還能改善該部位及骨盆腔的血液循環，甚至對肛門、直腸、膀胱與生殖器炎症都有良好的治療作用。臨床上，通常會建議痔瘡病人於使用痔瘡外用藥前，早晚各進行溫水坐浴約 10 〜 15 分鐘，待擦乾患部後再使用外用藥的治療效果會更佳。

●**手臂浴**（手浴）：手臂浴指的是手及前臂部位浸於水溫 41 〜 43℃的礦泉中，一般每次 10 〜 15 分鐘，當泉溫變冷時要適時補充熱泉水，浴後也要將手上的水完全擦乾，以免手部冷到，有時還可以塗上保濕劑。手臂浴對於手肘、手及

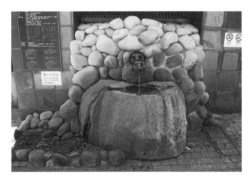

▲ 不可飲用之「有馬溫泉」手湯

指關節疼痛、手腕疲勞感及浮腫、肌肉疼痛、頭痛與眼睛疲勞都有效果，有時還可在泉水中加入草藥萃取物幫助心情放鬆；照護臥病不起的患者時亦可使用手浴，除可以清潔手指外，泉中的手指運動也同時可以改善手部關節僵硬與攣縮的狀況。手臂浴尚可

細分為：冷手臂浴、溫／熱手臂浴、
增溫式手臂浴、交替手臂浴。

●足浴：足浴採用坐姿，僅雙足
浸於溫泉水之中，浸泡時間要隨著水
溫提高而減少，38℃的水溫建議浸泡
20～25分鐘、40℃的水溫建議15～
20分鐘，若水溫達42℃時約10～15
分鐘即可。

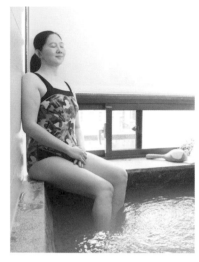

▲ 睡前足浴有助眠之效果

　　足浴極適合某些無法輕鬆且安
全享受全身浴療的老年人及殘障失能者。溫足浴對人體的效用在
於舒適溫體及促進血液循環，根據 Olszewski 等人（1977）的研
究，發現 2 小時的溫足浴可以讓正常成年男性的腳部淋巴循環增加
117％，而睡前溫足浴則兼具良好的鎮定安眠作用。

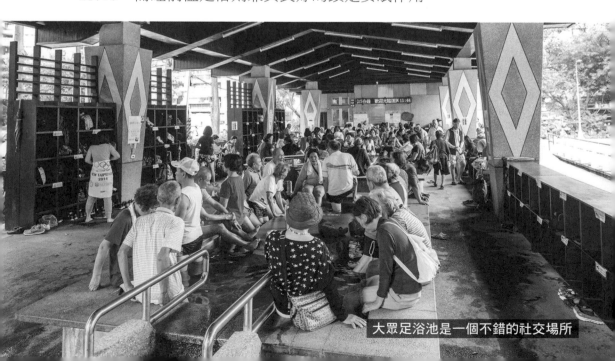

大眾足浴池是一個不錯的社交場所

局部浴的分類及其適應症

局部浴	泉溫	浸泡時間	浸泡部位	健康效用	禁忌或適合的對象
半身浸浴	38～40℃	15～20分鐘	下半身	·主要作用於下半身,全身性反應較小,可視為全身浴的過渡療法	·適合於心、肺疾病患者
坐浴	38～40℃	15～20分鐘	下腰、臀部、大腿根部及會陰部	·清潔會陰 ·改善會陰部及骨盆腔的血液循環 ·對肛門、直腸、膀胱與生殖器炎症有良好的緩和作用 ·可增進痔瘡外用藥治療效果	·適合於無法長時間入浴的人 ·病患陰部之清潔 ·便於痔瘡外用藥的使用
手臂浴	41～43℃	10～15分鐘	手部及前臂	·肌肉張力過強（hypertonus） ·失眠 ·慢性冷手（chronic cold hands） ·風濕性問題所造成之手刺痛 ·循環問題 ·凍瘡 ·緊張性頭痛	·手部循環問題（使用之溫度依病況而定）
足浴	38℃	20～25分鐘	足部	·舒適溫體 ·促進血液循環 ·促進足部的淋巴循環 ·睡前溫足浴可鎮定安眠	·適合無法輕鬆且安全享受全身浴療的老年人及殘障失能者

淋浴法

　　淋浴法採用浴場中的淋浴設施，區分為冷、熱或冷熱交替淋浴等方式。因衝擊力道低，適合肩頸痠痛者或幫助體弱者鍛鍊皮膚及強壯體質。由於淋浴的過程中，溫泉裡所含有的氣體會大量散失，然而泉水與身體接觸的時間相對短暫，因此缺少了浸浴才有的水壓及浮力等效應，其醫療保健作用遠不及浸浴的效果，但若對象為某些傳染性疾病或婦女經期間等不宜浸浴者，可以考慮以淋浴法替代。

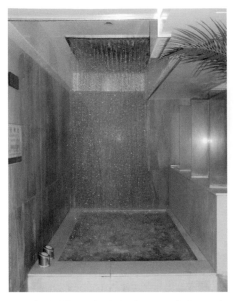

▲ 由於淋浴的過程中，溫泉裡所含有的氣體會大量散失，所以淋浴法在溫泉浴法之療效中是略遜一籌

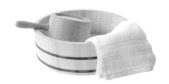

維琪浴 Vichy shower

　　維琪浴源自法國中部維琪的知名溫泉地，是專門為促進血液循環及消除痠痛而設計的水療按摩，於仰臥或俯臥的姿勢利用數個活動水龍頭、約 38℃ 之水柱由上至下沖擊全身穴位及容易痠痛的部位，也是屬於淋浴的一種，而有時也會搭配精油或去角質按摩，在臺灣，維琪浴已相當普遍。

機械水浴

機械水浴是利用加壓的方式，加強泉水對人體的刺激，促進局部淋巴循環，包括氣泡浴、波浪浴、漩渦浴、加壓噴射浴及穴位沖擊療法等。

使用者可藉由水中順、反渦流的運動方式來增加肌肉關節的助力或阻力，也便於清除外傷傷口上的敷料與結痂，幫助傷口癒合。淋浴法與機械水浴對身體所形成的沖擊，均具有按摩的效果。

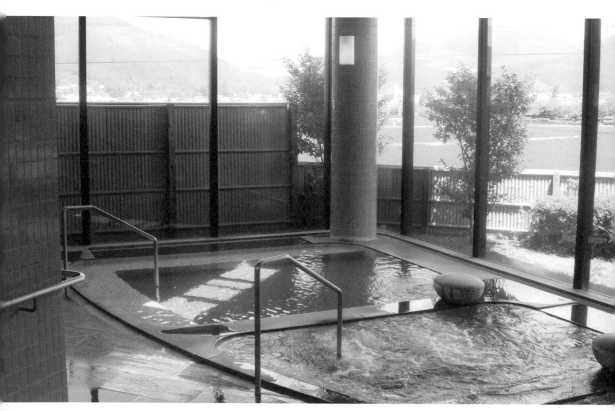

▲ 日本湯布院年金醫院所設之機械水浴池，所產生的氣泡與漩渦具有按摩的效果（圖片攝影：張君威醫師）

冷熱交替浴

　　冷熱交替浴（contrast bath）是經由冷熱水的應用，讓血管交替收縮與舒張，促進血液循環，為使用於四肢末端之特殊治療法，無論是臨床研究或教科書提到的方式，其目的都是為了幫助入浴者消除疲勞。

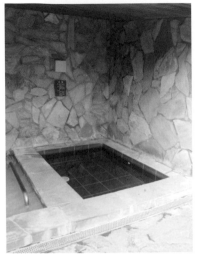

▲ 冷熱交替浴之**冷池**

　　一開始，肢體先浸泡在 37.8 ～ 44.4℃（100 ～ 112℉）的熱水中 10 分鐘，接著移動至 10.0 ～ 18.3℃（50 ～ 65℉）的冷水中 1 分鐘，然後再換回熱水浴約 4 分鐘，如此交替共 30 分鐘。除了最初的 10 分鐘是浸泡於熱水中，接下來的 20 分鐘，冷熱交替浴的時間比例為 1：3 或 1：

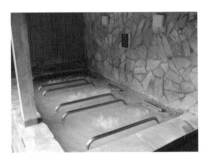

▲ 冷熱交替浴之**熱池**

4（冷水浴時間：熱水浴時間），**開始時浸於熱水中，結束時也要浸於熱水中。**

　　全身浴之冷熱交替浴則是先泡於泉溫 40 ～ 42℃的溫浴池中 5 分鐘，接著換為 20℃左右冷水浴池約 1 分鐘，如此反覆浸泡 3 回，而最後一定要結束於溫浴池中。溫浴可擴張血管並增進血液循環，而冷水浴則是使血管急速地收縮，如此一張一縮之下有如訓練血

管壁及血液循環一般可視為增強循環的機能，因為此時的體溫之調節機能同時受到了刺激，所以自律神經的機能也強化了。

　　冷熱交替浴與血管的收縮及舒張有關，所以患有心血管疾病者要特別小心，其他禁忌症還有糖尿病、動脈硬化（arteriosclerosis）、血管內膜炎（endarteritis）及柏格氏症（Buergers'disease）（註2）等疾病。

註2：柏格氏症（Buerger's disease）又稱為阻塞性栓塞血管炎，為一種原因不明且侵犯肢體周邊血管的疾病，患肢會產生麻木、燒灼及刺痛感；好發於菸癮大的年輕病人（20～40歲），戒菸有助於改善病情。

各類冷熱交替浴方式

研究		溫度（℃）		次序		使用時間		重複次數
		冷	熱	開始	結束	冷	熱	
臨床	Coffey 等	10	42	冷	熱	1 分鐘	2 分鐘	5
	Cote 等	10～15	39～41	熱	熱	1 分鐘	3 分鐘	4
	Hamlin 與 Magson	8～10	38	冷	熱	1 分鐘	1 分鐘	3
	Hamlin 與 Sheen	8～10	38	冷	熱	1 分鐘	1 分鐘	3
	Kuligowski 等	13	39	熱	冷	1 分鐘	3 分鐘	6
	Sanders	15	38	熱	冷	30 秒	3～5 分鐘	3
	Vaile 等	8～10	40～42	冷	熱	1 分鐘	2 分鐘	5
教科書	Brukner 與 Khan	15	40	熱	冷	1 分鐘	4 分鐘	3～7

資料來源：Wilcock, I.M., Cronin, J.B., & Hing, W.A. (2006). Physiological response to water immersion : a method for sport recovery ? Sports Med, 36(9), 747-765.

飲用法

　　溫泉水經口腔進入消化道後，其中硫酸根離子、氯離子、鐵離子、鈣離子、鎂離子與鋅等成分，大部分藉由小腸黏膜吸收；而鈉離子、鉀離子及水分則經大腸黏膜吸收進入體內。可為常人所飲用的療養溫泉主要應用於腸胃道及內臟方面等疾病，如**微鹼性之碳酸氫鈉泉可治療慢性胃炎、鐵泉主治缺鐵性貧血、食鹽泉及碳酸泉則可促進胃部黏膜的血流量與胃液的分泌，而飯前飲用碳酸氫鈉硫酸鹽泉則有助於提高飯後胰島素及膽汁酸（bile acid）之濃度。**

　　根據 Achilles、Freitag、Kiss、Riedmiller 等人在 1995 年的研究，明確指出飲泉有助於降低尿液中草酸鈣的排出量，防止草酸鈣結石產生。事實上，早在 17 世紀時，義大利的醫師們便將溫泉飲用法納為醫療處方，依照不同的疾病予以飲泉治療，如利用含硫酸根的泉質（> 3,000 mg/L，300 ～ 1,500 ml/day）治療頑固性便祕、給腎結石病人飲用含碳酸氫根的礦泉（> 1,300 mg/L，200 ～ 350 ml，每日 3 次）。

　　飲泉一般採用礦泉之自然溫度，按照溫度可區分為溫飲（40 ～ 50℃）和冷飲（20 ～ 25℃）兩種，而飲用所需溫度則依病情和治療目的來決定。不過，也要提醒讀者們，若想在經許可且具備飲泉設施的溫泉地飲用新鮮湧出的天然泉水，須至源頭處飲用，一來考量清潔衛生，二來溫泉本身也有「老化作用」──有效成分

會隨著時間消逝而大打折扣。

●**飲用時機**：原則上，碳
酸泉、重碳酸泉及食鹽泉在飯
前 0.5 ～ 1 小時飲用最佳、鐵泉
及放射能泉則因泉質的刺激性
較強，建議飯後飲用。

●**飲用方式**：以小口慢喝
為原則，每天 2 ～ 3 次，每次
100 ～ 200 ml，療程為期 4 週。

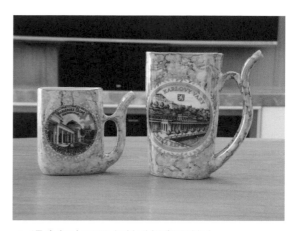

▲ 溫泉杯之巧思在於手把與吸管合一
的設計，透過手把上的杯孔來小口啜
飲溫泉水（捷克溫泉杯之「皇后」溫
泉杯與「國王」溫泉杯）

●**飲用量**：則分為小量（100 ～ 200 ml）、中量（300 ～ 400
ml）、大量（500 ～ 600 ml）與極大量（700 ～ 1,500 ml），一般
都是先從小量溫泉水開始嘗試，短期內不宜大量飲用，以防水中
毒，為免夜間頻尿，睡前也不建議多飲。

含漱法

含漱法係藉由溫度適中之溫泉水進行漱口的一項治療方法，
適用於清潔口腔、牙齦發炎、口腔炎及慢性喉炎等，使用方式為
飯後含漱泉水數分鐘後吐出，每日 3 次。

含漱法在法國、義人利及匈牙利等歐洲國家行之有年，經牙
醫師診治，於口腔及牙齦等病灶處使用溫泉水噴霧或漱口，達到

清潔及刺激牙齦的目的，適應症包括牙周病、牙齦炎、口腔炎（包含放射治療後所引發之口腔炎）及舌炎等。當今已有治療牙疾的漱口藥水，乃為溫泉含漱法於現代口腔醫療之延伸，目前市面上也開發出兩歲以下嬰幼兒的溫泉滋養牙膏，號稱可舒緩並治療嬰幼兒長牙時伴隨的疼痛，牙膏本性天然、無刺激性。

蒸氣浴法

蒸氣浴法就是利用溫泉蒸氣的一種浴療法，如溫泉蒸氣室浴、蒸箱浴、蒸痔浴，對於肥胖、神經痛及恢復疲勞頗有助益。蒸氣浴療方式常隨著地區不同而有不同的名稱，例如：源起芬蘭的「桑拿浴」、來自土耳其地區的「土耳其浴」，共同特點是：人處於高溫密閉環境下，經由水蒸氣的薰蒸讓體表大量排汗，藉以潔淨皮膚、促進新陳代謝與恢復疲勞。

日本秋田縣的後生掛溫泉的蒸箱浴就相當出名，這是一種利用溫泉之蒸氣於頭部露出而身體於蒸箱中蒸薰全身的浴法，而蒸痔浴則是將熱的蒸氣持續溫蒸陰部及腰部的一種坐浴法，主要是用來緩解痔瘡症狀之用。

蒸氣吸入法

溫泉之蒸氣吸入法乃**利用儀器將泉水進行霧化，再由呼吸道吸入其化學成分與氣體，被吸入的鹽類成分、氣體及熱能可緩解呼吸道的炎症反應，並使痰較容易咳出，通常一天吸入 1 ～ 3 次，**

每次 5 ～ 20 分鐘。臨床大部分運用於上、下呼吸道疾病（如鼻竇炎、咽喉炎、支氣管炎、肺炎後遺症及哮喘等），可使用的溫泉為重碳酸氫鈉泉、重碳酸氫鈣泉、氯化鈉泉、氡泉及硫化氫泉。

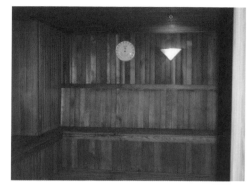

▲ 桑拿浴至今已有 2 千多年歷史，設施及外觀也不斷在改良

　　醫院針對呼吸道疾病所使用的蒸氣吸入法，其目的在於解除支氣管痙攣，使支氣管的分泌物較容易咳出，也藉由面罩、噴霧器材的使用，經由口鼻將水蒸氣或是藥物吸入體內，以提高治療的效果。值得注意的是，使用蒸氣吸入法之前，必須確定泉質本身並未遭到病菌的污染（**尤其是退伍軍人菌**）（註3），以確保使用者的安全。

泥浴法

　　亦稱為「泥湯」，於加入礦泥及泥炭等天然泥的溫泉中入浴，**對於慢性風濕關節炎及扭傷有助益**，日本大分縣別府溫泉的明礬礦泥浴是日本富有盛名的泥浴。

註3：退伍軍人菌可藉由吸入或嗆入含有該菌的空氣微粒或帶菌水源而感染，有民眾使用漩渦水療或溫泉池而罹患退伍軍人病的案例。

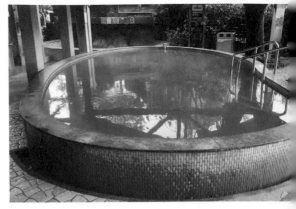

▲ 獨步於臺灣的關子嶺「淡」泥浴

　　泥漿的形成主要是溫泉在流出地表時混合著大量的泥漿而形成混濁且濃度不一的熱泥漿水，其主要成分為黏土礦物。泥浴在歐洲國家的溫泉地較為盛行，其泡法為躺入 30 ～ 40 公分厚度之治療用火山泥灰、海底泥於小浴槽中或行走於其中（泥步行浴），與一般溫泉相比，泥的黏度較高，所以泥步行浴時步行所需要花費的力氣也較大。

　　泥浴主要應用在腳部水腫、動靜脈之循環障礙與糖尿病、代謝症候群的運動療法。臺灣的關子嶺溫泉的熱泥泉富含大量泥質黏土，即屬於泥湯，其泉質為碳酸氫鈉氯化物泉（pH 值 7 ～ 8）——氯離子約 2027ppm、碳酸氫根離子約 3961ppm、鈉離子約 4273ppm，而泉溫約 70 ～ 80℃。

　　日本北海道帶廣之十勝川溫泉為植物性濕地溫泉屬於**濕原（moor）溫泉**，此為穿出地層中植物堆積層的濕原泉，其中之成分包括尚未被分解及發酵、已腐敗的植物成分與成為腐植土及黏土的成分，由於溫泉是來自植物，因此較不會刺激皮膚；富含天然保濕成分，泡完後肌膚會有滋潤滑順感。據傳還有助於舒緩運動傷害之疼痛、腰痛、神經痛及緩解皮膚乾燥等效用，因此被稱之為「美人之湯」，而其美容效果被譽為「天然的化妝水」。

　　在歐洲也有類似濕原浴直接在肌膚上塗抹含有泥炭泥腐植物的美容法，**長時間持續的濕原浴可溫熱肌肉及關節，特別是對於風濕關節疾病併有運動障礙的患者有促進血液循環及鎮痛的效果。**相較於溫泉水浴在濕原浴的浴槽內運動時肢體所面對之阻抗力相對較大，所以被運用於神經病變與末梢循環障礙的運動浴。

　　濕原浴的適應症包括慢性多發性關節炎、關節與脊椎變形性關節病變（關節症、骨軟骨症）、慢性軟組織風濕症、纖維肌痛症、肌肉僵硬、胃腸疾病（慢性便祕、慢性胃炎、腸運動障礙）及婦科疾病（月經失調、更年期障礙）；而禁忌症則是開放性傷口、循環不良（特別是全身浴）、急性靜脈血栓、腦溢血與妊娠。

砂浴法

　　分為乾式砂浴與濕式砂浴，根據砂質不同，乾式（如日本鹿兒島之指宿及山川、大分縣之別府）乃利用太陽熱暖化乾燥過的砂；濕式（如死海、地中海及法國等處）則是使用的是海岸邊的熱水及蒸氣處理過的砂。

　　砂浴法係穿上防止砂浴熱傷害的專用浴衣，以仰寢姿臥於約 50 ℃ 的沙上，接著在頭部以下覆上厚度 3 ～ 5 公分（約 50 ～ 70 公斤）的砂，將身體埋入砂內 10 ～ 15 分鐘；在開始的 3 ～ 5 分鐘內會感到全身發熱，10 分鐘時便會開始流汗，15 分鐘的砂浴結束後，要將身上的砂沖洗掉換上乾淨的衣服並休息。

進行砂浴的過程中體溫會上升 2℃，其溫熱的作用下，末梢血管會擴張，伴隨周邊血管阻力的下降、心搏量大增（為一般心搏的1.9 倍）及加速血液循環，然而組織的新陳代謝加快時便會迅速地將老舊廢物排出體外，而末梢血管的擴張作用則具有鎮痛的效果。

砂浴的適應症包括骨關節疾病、腰痛、肩膀僵硬、肌肉疼痛及下肢浮腫；而禁忌症則是嚴重心血管疾病（慢性閉塞性動脈硬化症）、心臟瓣膜狹窄、呼吸限制性肺病、腦中風之感覺障害及糖尿病之末梢神經障礙（低溫熱傷害）。

洗滌法

洗滌法又可分為婦科沖洗法、洗胃法、洗鼻法、直腸灌洗法及水下腸浴法。

婦科沖洗法

係指使用水溫 38 ～ 42℃的礦泉水持續（每次 10 ～ 30 分鐘）沖洗陰道與子宮頸，適合陰道炎、骨盆腔炎及子宮頸糜爛等婦科疾病的治療。另有醫學研究指出，針對非特異慢性子宮頸陰道炎（時值生育年齡）或外陰陰道萎縮症（vulvogaginal dystrophy）（時值更年期）的患者，在接受含鐵砷泉治療後，無論是主觀不適症狀（特別是有慢性白帶症狀的病人）及客觀炎症的檢查（臨床上、細胞學及微生物學），都有明顯下降的趨勢，且患者於沖洗過程中的耐受性頗佳（Danesino, 2001）。

洗胃法

溫泉洗胃法與醫院急診室所執行的洗胃（註4）方式雷同，僅差別於使用 38 ～ 40℃的礦泉水代替生理食鹽水，可於清晨空腹時或睡前進行，6 ～ 8 次為一個完整療程。適應症包括胃下垂、頑固性胃食道逆流、長期幽門痙攣及胃張力不全等。

洗鼻法

洗鼻法乃將溫泉水柱低壓輸入細小的導管深入鼻腔進行沖洗，每次持續 5 ～ 10 分鐘，一個完整療程約 10 ～ 20 次，適合鼻部有大量乾痂的疾病，唯須注意，此療法必須由受過特殊訓練的專業人員操作，同時，洗鼻過程中，別讓礦泉水滲入歐氏管（又稱耳咽管，連接中耳腔及鼻咽腔的生理管道），造成歐氏管發炎。目前耳鼻喉科採用生理食鹽水之洗鼻法便為慢性鼻竇炎的附加療法。

直腸灌洗法

把礦泉水注入直腸後，利用機械的操作，將堆積在大腸內的糞便及黏液清除乾淨，當礦泉水經腸黏膜吸收後，會產生化學刺激作用而達到洗腸的治療目的。直腸灌洗法的治療時間每次約 15 ～ 30 分鐘，隔日 1 次，全部療程為 6 ～ 15 次，適應症為習慣性便祕及慢性結腸炎。

註4：洗胃（gastric lavage）通常用來清除胃內的有害物質（如過量藥物與毒物），建議於藥物中毒 1 小時內施行比較有效。

水下腸浴法

水下腸浴法是在水溫 37 ～ 38℃的全身浴盆中同時進行洗腸和灌腸的一種獨特療法，此療法需要特殊裝置，幫助入浴者的腸道和腹肌放鬆，讓整個大腸部位可以輕易灌入大量溫泉水，執行徹底清洗。

一般選擇在清晨飯後進行，依照身體狀況，水溫選擇於 36 ～ 44℃間，當腸痙攣時，宜選用較高溫度，而腸道張力不全時則宜使用低溫。適應症為頑固性的腸道運動不良或痙攣、慢性結腸炎及因腸道發育不良而引起的便祕等疾病；禁忌症包括急性腸炎、肛裂出血、痔核出血、腹腔廣泛性沾黏、妊娠、消化道出血及腹股溝疝氣等。

───── 西醫的「灌腸」源自於溫泉治療之「直腸灌洗法」─────

當今醫學所謂的「灌腸」是液體經過肛門來灌洗直腸，以治療便祕或生產前之準備，過程中必須謹慎操作器具及灌洗液，否則一不小心導致感染外，甚至還可能造成腸穿孔，而液體過量吸收也容易引起心臟衰竭或電解質不平衡等副作用。

特殊浴法

渦流浴

　　這是一種可加諸溫熱效果及利用渦流之物理刺激作用來改善血液循環的浴法，而浴槽在用途上可依全身、上下肢、上肢及下肢等不同部位的需求來設計。浴槽內的噴射器設備可將吸入之氣泡混以溫水噴流而出，其噴嘴的角度與強度及氣泡的混入量皆可調控；入浴之溫度為 37 ～ 38℃，而一般入浴的時間 10 ～ 15 分鐘。

　　渦流浴在效果上包括水壓對局部部位的按摩效果、溫熱作用之促進血液循環的效果及對開放性傷口之清淨作用以促進傷口癒合等。渦流浴的適應症有血行不良、關節攣縮、疼痛與腫脹。需要注意的是要定期消毒浴槽、清洗以防止創傷患者的二度感染；此外，浴療中的患者要處在一個舒適的環境條件中接受渦流浴，必要時是可以坐在椅子上完成浴療。

氣泡浴

　　在氣泡刺激按摩的作用下產生末梢血管擴張效果的入浴法，浴槽在用途上可依全身、上下肢、上肢及下肢等不同部位的需求來設計，入浴之溫度為 37 ～ 38℃，而入浴的時間則為 10 ～ 15 分鐘。**加熱的空氣氣泡是由浴槽底部噴出**，而其氣泡的使用量則是依病況而定；在治療的過程中，隨時要依狀況的不同來調整水溫

及氣泡量，如病患的身體狀況不能適應時，則應中止氣泡浴！

　　氣泡浴對於患部有著按摩的效果及末梢血管之擴張作用，而相對於渦流浴在較小機械作用的按摩下會有鎮靜上的效果；在洗淨開放性傷口的浴槽內可注入預防二度感染的消毒液以加強治療的效果。氣泡浴的適應症包括血行不良、關節攣縮、疼痛、腫脹、心悸與失眠，而氣泡浴也是一種適合於疲勞恢復的浴法。與渦流浴相同──要定期消毒、清洗浴槽以防創傷患者的二度感染，浴療中的患者要處於舒適的環境條件中接受氣泡浴，必要時也可以坐在椅上完成浴療。

Vibra 浴

　　氣泡從浴缸底部冒出，上升的氣泡加諸身體上的物理刺激作用與浴槽溫水溫熱之按摩效果，可達到促進血液循環與疲勞肌肉的恢復，而其浴法、作用效果及注意事項如同渦流浴及氣泡浴。

壓注浴

　　在全身浴槽內由噴出溫水所產生之動力水壓刺激身體表面以促進血液循環與提高組織代謝的一種浴法，又依施行方法之不同更細分為水壓注法、冷熱交替壓注法及蒸氣壓注法。以半蹲水位及肩的方式入浴，其水壓之大小需依接觸部位之不同而調整，水溫要控制在 37～38℃左右。壓注浴之適應症為風濕關節疼痛、腰痛及坐骨神經痛，而禁忌症則為高血壓、嚴重心臟病及全身衰弱。

水中按摩

針對身體不適的局部部位在水中運用手部的摩擦、揉捏、扣打及壓迫等方式來增進皮膚的代謝、減輕浮腫與提高心肺機能的一種浴療法。在溫水中溫熱、靜水壓及浮力的影響下,如能同時施以主動或被動式的伸展運動則更能增加水中按摩的效果。

Jacuzzi(按摩浴缸)浴

於一種可同時噴出空氣及水的浴槽(結合渦流、氣泡及壓注為一體的浴槽)中的入浴方式,入浴的溫度為 35 ～ 42℃,而入浴之時間為 10 ～ 20 分鐘;基本上,浴槽在設計上可供多人同時使用,而且也可客製化地調整其氣泡種類與噴流的強度。此外,噴出之細小氣泡除了可以清除毛細孔內的污垢外,在血液循環的促進及疲勞的恢復亦多所助益,而且放鬆的按摩效果也是令人有所期待。

波浪浴

在可產生波浪的浴槽中入浴,而海水浴則是入浴於海水的自然波浪中。其按摩之效果是有利於神經痛與腰痛,浪花浴對身體的刺激就如同全身的肌肉運動,可藉此提升肌力與心肺之機能。

電氣浴

於兩端設有電擊板之浴槽中入浴,藉由通電後在微弱交流電壓(大致上是 3 ～ 5V 的電壓)之刺激作用下有助於疲勞的恢復、

血液循環的促進與神經痛的減輕。需注意的是不可貿然地進入浴槽中，要在確認電流刺激感之強度無虞後再緩慢地進入浴槽，並在浴槽中最舒適的位置躺下；入浴時間為每次 3 分鐘內，而入浴次數則是每日 1 ～ 2 次，有高血壓、心臟病及外傷、皮膚潰瘍者不可入浴！

　　由下表可知，這些特殊的浴法中，以水中按摩的效果最佳，其次則是 Jacuzzi 浴與波浪浴。基本上，不論是使用哪一種浴法，均需依照復健科醫師的處方及復健治療師的指導下方能達到有效浴療的目的！

特殊浴法之人體生理效應

特殊浴法	物理作用（溫熱、靜水壓、浮力、黏性等作用）					總合的生體調整作用	
	循環機能	自律神經機能	膠原纖維柔軟化	疼痛減輕	代謝促進	精神放鬆	生體節率之調整
渦流浴	○		○	○		○	○
氣泡浴	◎	○	○	○	◎	○	○
Vibra 浴	○		○	○		○	○
壓注浴	○		○	○			
水中按摩	◎	◎	◎	◎	◎	◎	◎
Jacuzzi 浴	◎	◎	○	◎	○	◎	◎
波浪浴	◎	◎	○	○	○	◎	◎
電氣浴	◎		○	○			

＊◎表示「被推薦認為是有效果」，○表示「被認為是有部分效果」。
＊資料來源：摘自《溫泉の百科事典》，第 273 頁。

其他浴法

溫突浴

溫泉在醫療上的利用除了種類繁多也各有特色,其中在日本廣為流行的「岩盤浴」就是一種較為特別的浴法。人躺在溫熱的「床」上(床下有高熱的溫泉水緩緩流過),利用「床」之溫熱作用,促進皮膚發汗,此種浴療方式即為溫突浴,其原理如同中國大陸東北地區冬天取暖的「炕」,居民將柴火燃燒產生的熱氣用來烘暖石板,身體躺上去後可以驅除寒氣。

日本玉川溫泉知名的「岩盤浴」即屬溫突浴的一種,岩盤浴的岩盤位處地熱噴氣的地帶,從事岩盤浴除了可享有岩盤的溫熱效果(溫度約 45 ～ 50℃)外,同時吸入蒸氣中的各類成分也助於提高療養效果。

岩盤浴 1 天至多 2 次,每次 30 ～ 40 分鐘,某些溫泉區域溫度高達 40 ～ 50℃,為預防低溫燙傷,必須隨時更換躺臥的位置,也要準備擦汗用的毛巾拭汗且浴後不忘補充水分。

沖擊浴

沖擊浴也是我們所熟知的瀧湯(瀑布湯),就是利用高處落下的溫泉沖擊肩膀、脖子及腰間的浴法,對緩和肌肉僵硬、肩膀痠痛及腰痛有效。大分縣筋湯溫泉是日本第一的沖擊浴溫泉地,

每人使用一組兩條細水柱從
2 公尺高處，如瀑布般落在
肩膀及腰上，以按摩的方式
來放鬆緩解撞傷、肩膀僵
硬、腰痛之筋肉，而一般水
療館內常見的鵝頸沖擊泉
等沖擊設施可依水量之大

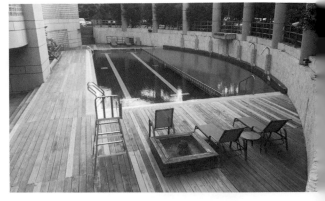

▲ 使用沖擊浴時要留意水柱的沖擊傷害

小來調整水柱的沖擊力，為身體進行大面積的片狀按摩。

澆淋浴

　　澆淋浴（日文：かぶり湯）乃入浴前反覆用溫泉澆在頭部及
脖子上的浴法，可防止入浴開始時的血壓上升及腦部缺血，其目
的在於入浴前溫泉澆在頭頸部後可讓該處的血管先行擴張，入浴
之後其循環加速後所帶來相對大量的溫熱血液不至於沖擊腦部，
導致頭暈。

灌注浴

　　灌注浴（日文：かけ湯）是指在進入浴池之前，舀起一些池
水潑在身上，讓身體適應水溫的動作，並清洗一下身體的浴法。
在溫泉或是錢湯（註5）的公共浴場中，清洗身體的動作對於其他湯
客而言是種禮貌，有些地方會設置專門的小池子供人舀水沖洗身
體；而入浴前的灌注浴也有助於降低血壓變化及心臟的負擔，其

步驟為從手、腳等肢體的末端開始，而逐步地由腹部、頭部、胸部逐步地往身體的中心方向灌注，要淋濕全身，以適應泉溫。

克奈普療法

　　克奈普療法（Kneipp's therapy）屬於複合式療法，包括包敷法（wrapping）、浴法（bath）、澆注法（affusion）、灌洗法（lavation）及飲水（water drinking），由歐洲水療之父克奈普所開創，著重於預防醫學及復健技術的應用，奠定了目前歐洲各國溫泉保養地的專業應用制度與根基。

　　克奈普深信**透過簡單的飲食、運動及規律的生活就可以強化免疫系統，以利於身、心、靈的自癒**，他開創了一套由五大要素（水、草藥、運動、營養和內心平衡）構成出全面的健康生活理念，爾後發展出來的克奈普自然醫學療法，還包括水療法、植物療法、運動療法、飲食療法及心靈療法。

註5：錢湯在日本是一種特有的公共浴池，也具有文化上的價值，在建築的硬體上有和風、洋風，甚至於宮廷風，設備上則有氣泡、電氣（釋放微量電流）、露天及沖擊浴池與桑拿，而也有天然溫泉、軟水及湯藥等多種湯質供湯客們選擇。較早前，日本人家中並無浴室時如要好好地盥洗一番往往都會前去附近的錢湯完成，而今家家戶戶幾乎都有了衛浴的設備，所以錢湯之數目明顯減少。錢湯的價格非常親民，只提供沐浴並無用餐及住宿之服務。

♨ 溫泉醫療的發展

　　大部分民眾出國到日本或歐洲各國進行深度溫泉之旅會發現——「溫泉醫療」儼然已成為這些國家醫療體制中的一環。溫泉醫療之所以能夠於日本及歐洲（如德、法、義）等先進國家屹立數百年之久，並由政府投注大量人力與經費來施行，為的是增進全體國民的健康。

　　溫泉醫療與強調手術及藥物治療的現代醫學間的差異在於**溫泉醫療乃是以間接方式讓人體生病的狀態正常化**，而現代醫學則直接去除疾病病因；論單一疾病的療效，溫泉並不比現代醫學手術及藥物來的明顯，然而**其優點在於安全性較高且較無副作用**。

何謂溫泉醫療？

　　溫泉醫療屬於一種醫療行為，為了確保其療效與安全性，病人接受治療前，最好經由受過溫泉醫療訓練的專業醫師審慎評估與指導，再進行治療。溫泉的醫療應用包括哪些呢？以浴療來說，溫泉的適應症包括慢性疾病、復健、手術前後與預防醫學等範疇（Agishi,1995）。北海道大學名譽教授阿岸祐幸指出：**對於無法以藥物治療的老化現象及機能性障礙，透過溫泉療法可使其正常化並有健康促進之作用**（植田理彥等，2003），並詳列各種疾病及症狀的適應症，如慢性疾病（包括心血管、呼吸、消化、新陳代謝、皮膚及神經系統等疾病）、復健、外科手術前後之應用與

預防醫學，心身症及壓力相關疾病等療效均為日本醫學界所認同。

在促進全民健康方面，溫泉醫療可說是扮演著關鍵性角色，有助於降低醫療費用的支出，復健治療時更成為輔助現代醫學的自然療法。2000 年，我國內政部統計出全球平均壽命排名似乎與溫泉浴密切相關——**溫泉浴從事率愈高的國家，其人民平均壽命就愈長**；例如從事溫泉浴高達 87％以上的日本，國民平均壽命全球居冠，而臺灣（7%以下）與中國大陸（3%）的平均壽命排名分別為第 38 名與第 88 名（張國謙，2002）。照理來說，擁有最多高齡人口的日本具備了完善的醫療保險制度，其醫療支出應該頗高，但若以 1997 年的數據與其他已開發中國家相比，每位國民的醫療支出金額僅是最少的 2,378 元（占 GDP 的 7.2%），某些學者便認為是日本的湯治文化使然。

國際醫療支出比較表（1997 年）

醫療支出　　國家	總醫療支出費用（百萬元）	總醫療支出費用每 GDP（%）	每人醫療支出費用（元）
美國	1,092,385	13.9	4,095
日本	300,025	7.2	2,378
德國	224,306	10.7	2,733
法國	133,955	9.6	2,286
英國	87,448	6.8	1,482
義大利	86,900	7.6	1,511
澳洲	34,074	8.4	1,839

資料來源：植田 理彥、甘露寺 泰雄、前田 真治、光延 文裕、倉林 均、青山 英康…大塚 吉則（2004）．《新溫泉醫學》．東京：日本溫泉氣候物理醫學會。

世界溫泉療養地的興起

　　環太平洋的造山帶、火山帶及地震帶與歐亞諸國，在阿爾卑斯山及喜馬拉雅山造山帶的影響下，造就了世界各處知名的溫泉地，包括歐洲的義大利、德國、法國、捷克、奧地利、匈牙利、波蘭、俄羅斯（橫跨歐、亞大陸）、瑞士、比利時、英國、冰島、希臘、西班牙；美洲的美國、秘魯、智利；大洋洲之紐西蘭與亞洲之日本、土耳其（橫跨歐、亞大陸但主要溫泉地是在亞洲區）、中國、韓國與臺灣，其中以奧、捷兩國氡泉浴療之溫泉地最為特殊！

　　西元 1 世紀末到 3 世紀中葉隨著羅馬帝國領土地拓展，澡堂文化深植於所占領的溫泉區，而歐、亞等各溫泉療養地也隨之興起。近 2 世紀以來，由於現代醫學的突飛猛進，為了順應世界潮流的趨勢，各溫泉國都陸續將溫泉醫療結合在地特殊環境成為健康促進兼具人文及娛樂饗宴之溫泉療養地，而溫泉醫療社會保險的導入也讓德、法、義、匈、捷及波蘭等國的國民皆可享有「溫泉大國」所帶來的福祉。

　　為了能永續的經營發展，各國政府莫不致力溫泉療養地的

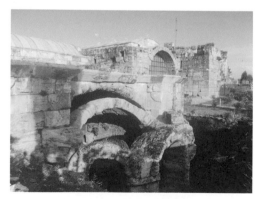
▲ 土耳其棉堡之古羅馬浴場遺址

發展，也在特殊完善的溫泉產業鏈下創造出龐大的經濟效應！而在一些在地特色的發揮上，像是法國走的是高端的溫泉醫美路線，讓其世界級專業的溫泉皮膚保養格外地亮眼！而波蘭、莫斯科及韓國等國則是直接將美容的元素加進了溫泉療養地。此外，希臘的某些溫泉地是將減重成為主打項目成功地吸引了女性的客源；奧地利為了吸引年輕及幼兒族群特別設計了滑水道及兒童泳池等娛樂設施；土耳其的溫泉醫療結合了土耳其浴、按摩，再加上清真寺穆斯林文化的洗禮，成就了當今土耳其溫泉地之風情；而紐西蘭的溫泉療養地則是以地熱公園之景觀作為賣點。

反觀居於亞洲的臺灣，雖然得天獨厚擁有各類的溫泉且溫泉之密度不亞於日本，但令人惋惜的是——長久以來，溫泉在臺灣並未被

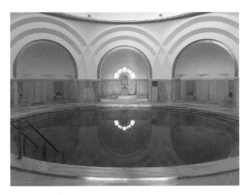

▲ 土耳其溫泉浴場

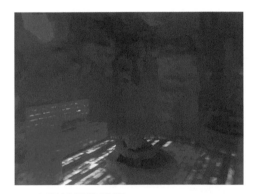

▲ 土耳其紅焰浴場

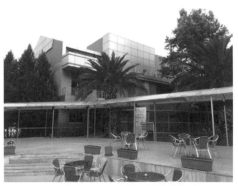

▲ 土耳其溫泉旅館附設之溫泉復健中心

善加利用，所以目前溫泉產業的發展仍是停滯不前！此外，溫泉療養地也因溫泉醫療尚未到位，一直是持續落後的局面，儘管學界如何地用心參考、分析世界各國溫泉療養地的優、缺點並提出相關之建議與規劃，但近 10 多年來所耗費之心力也只能緣木求魚——對臺灣的溫泉產業只有杯水車薪之效。

世界知名的溫泉療養地

現代人工作繁重、生活緊張，常有自主神經系統失調的問題，原本日出而作日落而息的規律生活，現今已大不復見，工作超時、晨昏顛倒的日子比比皆是，即使夜幕低垂，交感神經仍處於高亢的狀態以因應工作之需，再加上不正常的飲食、空氣污染，長久以往，身體不出狀況都很難，所以每隔一段時間便需要找個地方放鬆一下，好好地休養一番，而各國知名的溫泉療養地便應運而生。

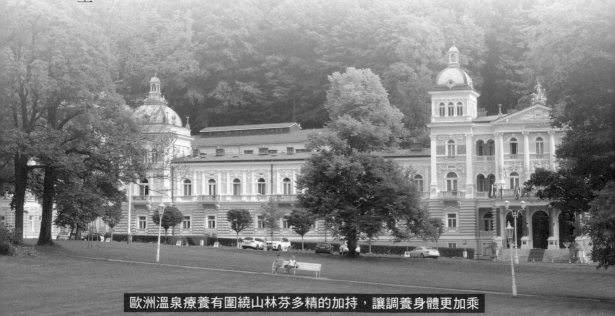

歐洲溫泉療養有圍繞山林芬多精的加持，讓調養身體更加乘

　　歐洲各國和日本溫泉療養地之
發展時間都已超過百年以上，藉由
溫泉醫療、自然環境、人文歷史及
各式活動提升溫泉資源的整體利用
效能，整合出一個符合民眾需求之
多元化及專業化的溫泉醫療渡假中
心。因為單獨的溫泉浴已不足以滿
足生活於高壓力、高污染都市環境
的現代人，溫泉療養地所提供的是
一個清新又讓人可以充分放鬆的自
然環境，而湯客們在溫泉療養地除
了接受溫泉浴療外，加上「轉地效
果」氣候環境的刺激作用讓身心得
以充分地解放。

歐洲的溫泉療養地

　　根據 2009 年的統計，德國是
現今歐洲療養地規模最大的國家，
每年使用人數高達千萬人以上，而
其溫泉之浴療主要是針對心血管、
呼吸系統、肌肉骨骼、泌尿道及皮
膚等疾病，其運用之模式則有礦泉

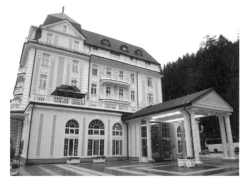

▲ 捷克溫泉療養地的豪華飯店

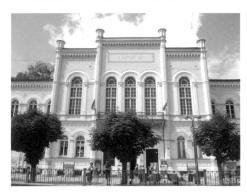

▲ 捷克有名的卡羅維瓦利 3 號溫泉療養所

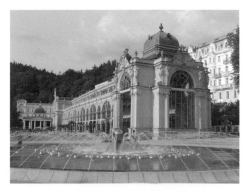

▲ 捷克必訪的景點—瑪麗安斯凱（皇后
溫泉）之音樂噴泉

SPA（mineral SPA）、泥 SPA（mud SPA）、醫療氣候 SPA、海濱療養地 SPA 與克奈普 SPA（Kneipp SPA）、同類療法（Homeopathy）等。德國有 150 處以上的溫泉療養地，除水療外，也提供綜合療養、休養的場地，其中的巴登‧巴登（Baden Baden）便是世界上最著名的高級溫泉療養地——除了溫泉醫療設施以外，還有賭場、劇場、演奏廳、美術館及賽馬場等設施。

日本的溫泉療養地

江戶時代的醫療尚不發達，所以，當時利用溫泉進行皮膚病及骨、關節、肌肉等疾病的醫療，也就是所謂的「湯治」，而按照字面的解釋，就是用湯（溫泉）來治療疾病，又稱為溫泉療養（利用溫泉來療治疾病），事實上，早在 1600 年代，日本農民於農閒時就有了所謂的「湯治」，儼然是日本傳統的療法，而日本的溫泉旅館最早則是稱之為「湯治場」——藉由天然溫泉將旅館做為一個治療休養的場所。

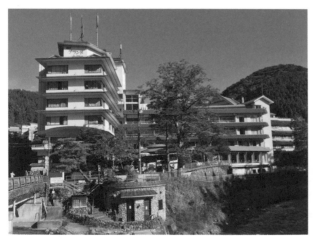

▲ 日本群馬縣四萬溫泉的國民保養溫泉地

同類療法

同類療法或稱之為順勢療法、同質療法，有別於西醫的「異類療法」，屬於自然療法，1796 年時，由德國醫師山姆 · 赫尼曼（Samuel Hahnemann）所創。

同類療法重視身心平衡與體質轉變的醫療理念，在治療的過程中運用類似、單純與最低劑量三大法則之原理，經過稀釋及搖晃之程序，剃除有毒部分，釋出藥物治療疾病之功能。然而，醫界有些醫師將同類療法類比為安慰劑，而不建議用於醫治重症病患。

· **類似法則**：規範的是採用引發類似症狀的藥物來治療疾病，有點像西醫的減敏治療，將塵蟎、花粉或動物毛髮的粹取物等過敏原稀釋成極微小的濃度，而以逐步增量的方式，規則地將過敏原注入皮下，以產生保護性的免疫球蛋白，如此一來，身體對過敏原的過敏反應就會逐漸降低，最終提高對過敏原的耐受性而達到根本治療過敏性疾病的目的。

· **單純法則**：治療任何疾病，一次都只使用一種藥物。

· **最低劑量法則**：經適當挑選的藥物，盡可能以最低層級的藥效、最少的劑量供患者服用，以達治療效果。

在當今醫療發達的時代，湯治已由單純之醫療衍生擴展至休養、保養、療養的範疇，希望藉由溫泉來達到恢復疲勞的休養、常保健康及預防疾病的保養及治療疾病的目的。

日本溫泉療法之廣義定義即包含總合溫泉環境的溫泉療法，其溫泉所在地的環境就是指溫泉療養地。日本環境省與厚生省將溫泉地依照其開發程度、設施與環境條件、活動型態及位置交通等因素，區分成各種不同類型的溫泉保養地，也因為國民溫泉保養地的施行，全縣各地的醫療費用降低了 2.1 ～ 17.4%。

至於「國民保養溫泉地」的選定條件包括：有顯著的溫泉效能、有豐富的湧出量、擁有適當的溫度、良好的環境衛生條件、附近有優美的景觀、屬於適合溫泉氣候學的休養地、有適切的醫療施設與休養施設、便利的交通、在溫泉醫療及健康管理方面則有顧問醫師的指導。所以，連續性高溫與高濕、污染的空氣、多霧及多雨等都不是溫泉保養地的條件。

以「四萬溫泉」為例，四萬溫泉區位於日本群馬縣的中西部上信越高原國立公園的山岳地域，四萬川溪谷沿岸幽靜

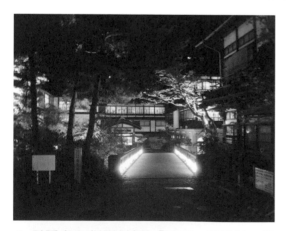

▲ 神隱少女中湯婆婆的「油屋、積善館」是有形的文化財

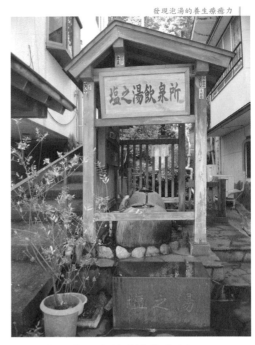

的環境加上甌穴群的天然紀念物
讓四萬溫泉區別樹一格！其 40 ～
80℃硫酸鹽泉之飲泉特別是對胃腸
疾病有療效。因為是保養級的溫泉
地，所以是以滯留型的保養客為主
要的客群，除了有專責的溫泉療法
專科醫師提供溫泉療養上的診察與
諮詢，在環境的規劃上也有完善的
遊步道、溫泉泳池、溫泉會館、共
同浴場、飲泉場及足湯。

▲ 日本四萬溫泉的路邊飲泉所

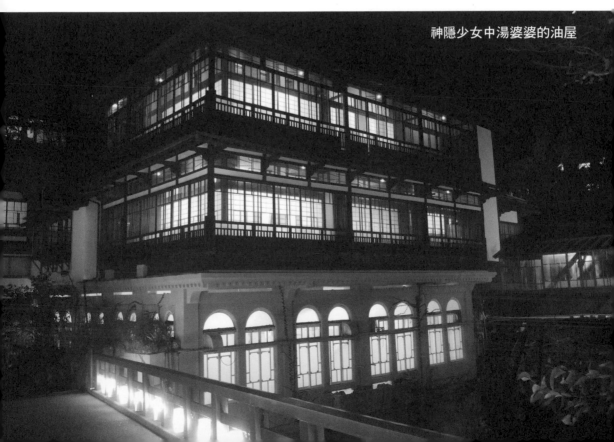

神隱少女中湯婆婆的油屋

臺灣哪裡的溫泉比較好？

　　臺灣溫泉種類繁多，除了彰化、雲林、離島澎湖外，每個縣市幾乎都有溫泉，其中台北市北投區之北投溫泉、陽明山溫泉、台南市白河區的關子嶺溫泉及屏東縣車城鄉的四重溪溫泉號稱「四

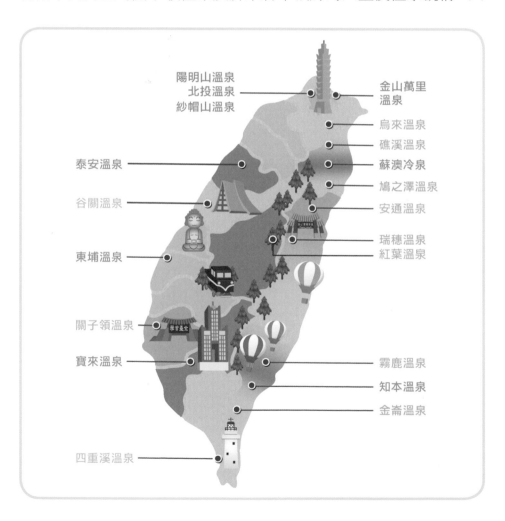

陽明山溫泉
北投溫泉
紗帽山溫泉

金山萬里
溫泉

烏來溫泉

礁溪溫泉

泰安溫泉

蘇澳冷泉

谷關溫泉

鳩之澤溫泉

安通溫泉

東埔溫泉

瑞穗溫泉
紅葉溫泉

關子嶺溫泉

寶來溫泉

霧鹿溫泉

知本溫泉

金崙溫泉

四重溪溫泉

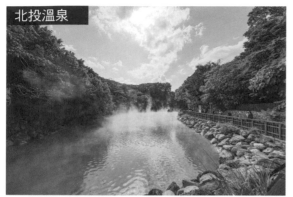

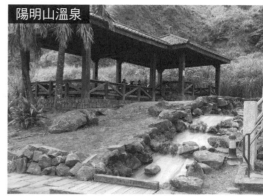

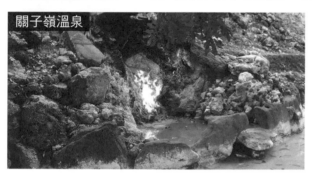

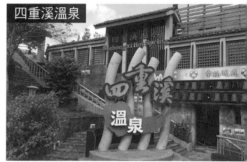

▲臺灣「四大溫泉」：北投溫泉、陽明山溫泉、關子嶺溫泉及四重溪溫泉

大溫泉」。

　　由於地質的關係，臺灣大多數溫泉的泉質為碳酸氫鈉泉，如四重溪、知本、烏來與礁溪等溫泉區之美人湯。體力好又喜好大自然的民眾，甚至於可以爬山涉水尋求秘境野溪溫泉一親芳澤。

　　面對臺灣林林總總，如此多樣的溫泉，是否有需要規劃出具有公信力的排行榜（如日本的「溫泉番付」），提供民眾參考，其實是個蠻不錯的思考方向，因為許多湯客都很愛問臺灣究竟何處溫泉比較好？因為無相關評比，無從比較之，所以實在說不出

究竟哪個溫泉比較好，若問溫泉業者，也一定是老王賣瓜、自賣自誇，誇說自家的溫泉最好！

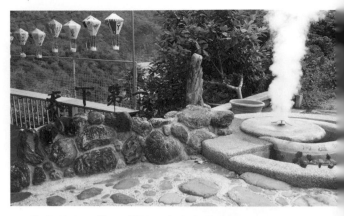

▲ 臺灣的天下第一「湯」究竟在何處？

筆者只能說，每個溫泉都各有特色與支持者，譬如蘇澳冷泉（心臟湯）號稱「天下第一奇泉」、苗栗南庄的東江溫泉（碳酸氫鈉泉與食鹽泉）則有「天下第一泉」之稱；此外，台南市白河區關子嶺溫泉及南投縣仁愛鄉的廬山溫泉（遺憾的是，廬山溫泉幾經颱風肆虐，目前已走入歷史）等也都是臺灣著名的泡湯勝地——是許多湯客心目中的天下第一泉。

臺灣四大溫泉中，北投溫泉是最早被開發利用的溫泉，也是

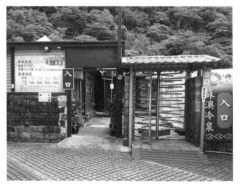

▲ 蘇澳冷泉號稱「天下第一奇泉」

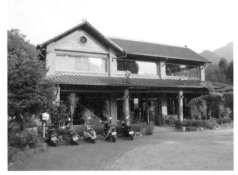

▲ 苗栗南庄的東江溫泉「天下第一泉」的匾額高掛在入口的大廳處

四大溫泉之首；而位於陽明山國家公園風景區內的陽明山溫泉，大致可分為陽明山公園、冷水坑、馬槽及庚子坪等四個溫泉區，大多為酸性硫酸鹽泉之白磺泉。

2018 年底，一位旅居中國大陸雲南數十年、罹患多種慢性疾病的台商返台求診，同時諮詢筆者臺灣「最好的溫泉區」，想覓得一處具有醫療效果、適合頤享晚年的溫泉療養泉處所。就筆者近 20 多年來的研究初步成果看來，在臺灣，泉質上經過實證醫學上研究具有療養效果的溫泉，還是以北投的「白磺泉」為佳。

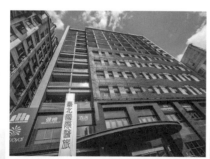

▲ 北投之「北投溫泉區」溫泉飯店與「行義路溫泉區」溫泉餐廳在住宿與餐點上各有所長

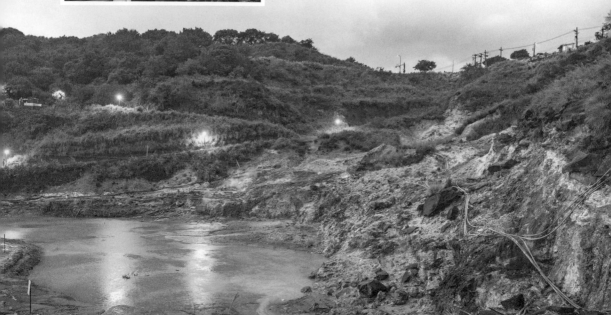

除了上述的溫泉區外，臺灣還有許多受人喜愛的溫泉，如台東縣卑南鄉的知本溫泉區泉位處於知本溪的溪谷，腹地廣闊並擁有峽谷、森林遊樂區等自然景觀，各式各樣的溫泉旅館林立於溫泉區；花蓮縣境內也有萬榮鄉的瑞穗溫泉、紅葉溫泉及玉里鎮的安通溫泉等三大溫泉，其中以瑞穗溫泉區的範圍較大。

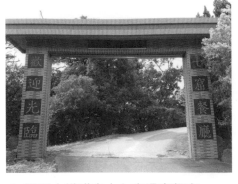

▲ 陽明山鐵磺泉之七窟溫泉餐廳

此外，本島外的綠島則擁有獨特的海底湧泉——朝日溫泉。到綠島遊玩，除了可以在夜深人靜時，對那默默無語的姑娘唱出哀愁的

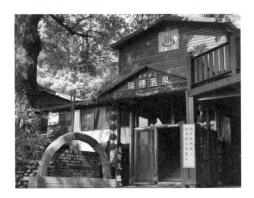

▲ 花蓮縣萬榮鄉的瑞穗溫泉

綠島小夜曲外，亦可一探津田氏大頭竹節蟲（終身棲息在林投樹上）、飽覽綠島周遭的海底世界，還能浸泡獨有的朝日溫泉，儘管從台東富岡漁港與綠島南寮漁港之間，來回必須花費近 2 個小時的船程，但來趟綠島之旅是非常的值得！

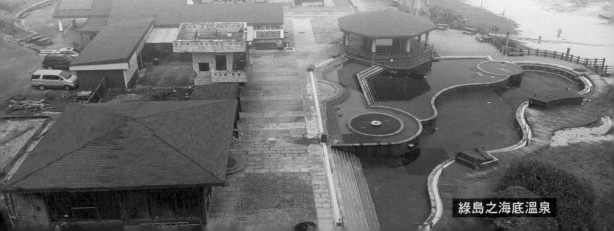

綠島之海底溫泉

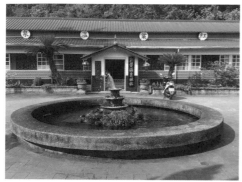

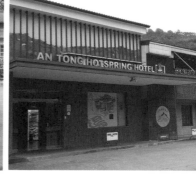

▲ 花蓮縣萬榮鄉的紅葉溫泉　　　　▲ 花蓮縣玉里鎮的安通溫泉

臺灣最古老的錢湯

　　北投公共浴池以青磺泉之浴池居多，而不少可供選擇純泡湯的錢湯主要是分布於地熱谷的周邊，其中的瀧乃湯乃臺灣現存最古老的日式泡湯浴場，室內有男、女分浴之裸湯大眾池。

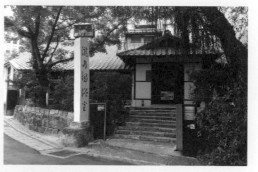

▲ 瀧乃湯是臺灣最古老的錢湯

　　根據日本的研究，於錢湯或是溫泉池內泡大、小浴槽之放鬆度是大大的不同，泡大浴槽與按摩浴缸浴一樣能讓精神安定之 α 波腦波明顯增加，而浴後副交感神經仍舊被活化，而泡小浴槽的 α 波則是沒什麼大的變化。

── 溫泉番付 ──

日文「番付」的意思就是有關技術、能力等級上的排行。日本於江戶時代後期文化 14 年（1817 年）便有發行「諸國溫泉功能鑑」依其泉質功效之高低，將全國溫泉大致上以東日本及西日本作為區隔，仿照日本相撲比賽之名次予以排序，如東之大關（當時最高的力士級別）是上州草津之湯，西之大關是攝州之有馬之湯，關脇（僅次於大關）則是東之野州那須之湯，西之但州木之崎之湯（城之崎溫泉）。

基本上，不論是在溫泉地的數量、泉水量或是泉質，東日本都占盡優勢，近代隨著北海道溫泉的加入評比、交通的便利與否、網路投票的普及，新版的溫泉番付也隨評比標準之不同而有不同的結果。

日本群馬縣的草津自古以來就是赫赫有名的溫泉觀光勝地，近 10 多年來在觀光經濟新聞社所舉辦的全日本溫泉百選（前 100 排名）的活動（依照氛圍、泉質及在地飲食文化列出總排名）中，連年奪冠，草津溫泉地位為全日本百湯之首，至今屹立不搖！

日本溫泉學教授松田 忠德先生亦將日本的溫泉旅館依照其泉質、食材

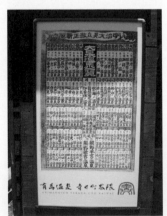

▲ 草津溫泉為全日本百湯之首

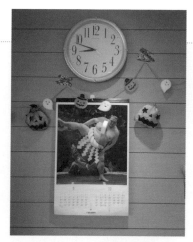

及住宿之氛圍（依建築、設備及款待等三項）做一評比，即泉量充沛、自然湧出百分之百高品質的溫泉、在地新鮮的魚、貝類和蔬菜、水果食材、木造的日式建築及服務品質，而排行榜也是比照日本國技相撲比賽之方式排名，而「為旅館所付出的價錢，是否等同於所獲得

▲ 相撲是日本的傳統國技

的滿意度？」則是評價時的重點。東日本之橫綱（評比第一）為秋田縣乳頭溫泉鄉之「鶴之湯溫泉」溫泉旅館，而西日本之橫綱則是岐阜縣奧飛驒溫泉鄉之「湯元長座」溫泉旅館。

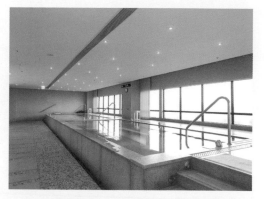

臺灣迄今尚未對國內溫泉或是溫泉旅館在公正第三者的評比下做出排行，但在觀光局旅館的分級四個等級上，如國際觀光旅館、一般觀光旅館、一般旅館及民宿其溫泉旅館的規格與等級上大致上可排序

▲ 北投老爺酒店沐泉療中心之健康水療池

出個大概，筆者相信優質溫泉及溫泉旅館排行榜審議制度的出線，對於業者及湯客在業績及品質的兼顧下都是一個雙贏局面。

臺灣的溫泉醫療發展

　　臺灣位於西太平洋火山帶及造山帶上，隨著菲律賓海板塊不斷地對歐、亞大陸板塊壓擠蘊藏出豐富的溫泉資源，目前已發現的溫泉徵兆區總數達 128 處且遍佈全省。臺灣溫泉之密度並不亞於日本，除了彰化及雲林縣外處處都有溫泉，而依地質的性質來分以變質岩區（雪山山脈和中央山脈東西兩側）之碳酸氫鈉泉占多數，其次則為火成岩區（大屯火山群、龜山島和綠島）之硫酸鹽泉及沉積岩區（西部麓山帶、蘭陽平原和海岸山脈）之碳酸氫鹽泉和氯化物泉，而其中以關子嶺之泥泉及龜山島、綠島的海底溫泉最為著稱。

　　臺灣最早溫泉的歷史緣由尚無確切之文獻可供參考，像是生活於北投地區的凱達格蘭族是否曾經使用過北投溫泉作為醫療之用則是不可考。西元 1894 年德國人 Quely 首先發現北投溫泉，西元 1896 年日本人平田源吾開設了臺灣第一家的「天狗庵」溫泉旅館，爾後日據時期及光復後之電力公司招待所、林務局招待所及警察療養所陸續開展，五星級之溫泉酒店及渡假山莊也如雨後春筍般浮現，然而溫泉旅館大多都是以小型的旅館居多。

　　臺灣之溫泉法於 2003 年 7 月 2 日公布，其中溫泉法第 1 條：為保育及永續利用溫泉，提供輔助復健養生之場所，促進國民健康與發展觀光事業，增進公共福祉，特制定本法，而能提供此一輔助復健養生之場所則是指具有溫泉醫療養生浴場設施之溫泉旅

館。臺灣目前並沒有溫泉療養地，而溫泉旅館中並沒有專科溫泉醫師們的駐守，也無政府所認證之溫泉療養設施；然而，溫泉旅館之經理人在溫泉法令規章方面的了解還有待加強，而且在溫泉知識上的

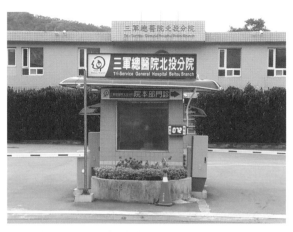

▲ 溫泉醫院是溫泉醫療發展的基石

教育訓練也是不足！所以，溫泉旅館要如何再造方能達到世界級的水準？實乃一重要的議題！

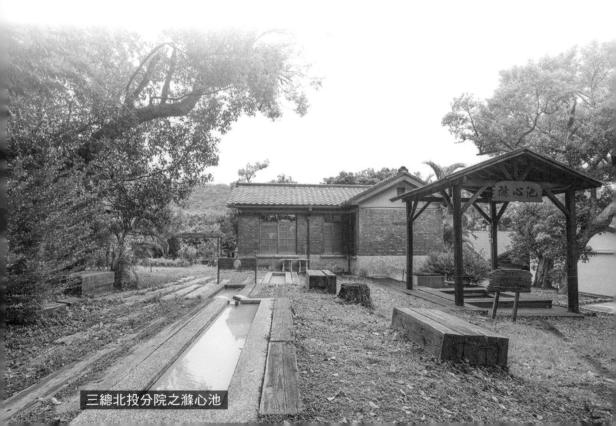

三總北投分院之滌心池

三軍總醫院北投分院隸屬於軍方醫療體系，為一國軍精神科之專科教學醫院，專門收治罹患精神科疾病的患者，也是臺灣唯一一家擁有台北直轄市定古蹟及溫泉的醫療院所；院內設有溫泉池（2 間家庭池與 2 處足浴池）可供員工、貴賓及病患浴療與研究使用。溫泉的源頭來自於硫磺谷，泉質濁白且略帶硫磺味，屬酸性硫酸鹽泉，亦即所謂的白磺泉。

　　三總北投分院近 20 多年來在溫泉醫療實證醫學的研究上投入了相當多的心力，也為未來國家發展溫泉醫療上奠定相當重要的基礎；像是白磺泉的益肺湯、白磺泉全身浴之降血脂效果、白磺泉之皮膚醫學美容效應及減壓助眠等研究，而在流行病學上之調查方面則有北投溫泉業勞工之肺功能、白磺泉之於北投區居民疾病與癌症相關性與北投長期泡湯客其血液及尿液中重金屬之調查等；此外，在溫泉旅館之健康管理方面亦提出一些見解與建議。

臺灣溫泉醫療的推廣有待落實

對於溫泉醫療一知半解，消極以待

　　雖然臺灣與日本同樣都擁有得天獨厚的各類溫泉泉質，但截至目前為止，溫泉並未被充分應用在醫療保健上，而溫泉醫療也僅限於零星的基礎研究及溫泉併發症的防治；再者，臺灣目前的溫泉法條中也還未詳列溫泉療養泉的相關規範，而衛生單位亦未將溫泉醫療納入國家醫療保健之列。

　　事實上，臺灣的衛生醫療體系對於「溫泉醫療」這塊領域似乎興趣缺缺，並未積極介入。在醫藥發達的今天，早先的溫泉醫療已退居非主流醫學之列，普遍的臺灣醫師們（**包括大部分的復健科醫師**）對於溫泉醫療多屬一知半解，因有不少醫師將溫泉當作水療中的自來水看待，殊不知溫泉本身是多元且複雜的。

　　已邁入高齡化社會的臺灣，隨著健康保險對於老年人慢性疾病的支出日益高漲，衛生福利部中央健康保險署不妨就預防保健的觀點仿照歐洲模式，在溫泉療效經由實證醫學證明並合乎經濟上的成本效益評估之後，建議將溫泉醫療納入社會醫療保險當中，利用溫泉保健的預防醫學效益，間接降低健保費用的支出。

臺灣溫泉法規欠缺周延，有待修正

　　世界首部溫泉法於 1823 年由法國推行，日本則於西元 1948 年初次制定了國內溫泉法，而臺灣的溫泉法（詳見附錄二）於 2003 年 7 月 2 日經總統公布，由行政院在 2005 年 7 月 1 日頒布施行；之後，相關權責單位、細則、基準、原則、要點及辦法等亦相繼擬訂。

　　溫泉法的中央主管機關為經濟部，如直轄市則為直轄市政府，縣（市）即為各縣（市）政府所管轄；有關溫泉觀光發展之業務，由中央觀光主管機關會商中央主管機關辦理，與溫泉區劃設之土地、建築、環境保護、水土保持、衛生、農業、文化、原住民及

其他業務有關者，由中央觀光主管機關會商各目的事業之中央主管機關辦理；不過，隨著溫泉法上路，許多問題相繼浮現，尤其在衛生安全的管理施行上亦衍生

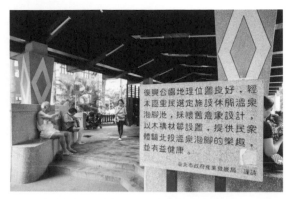

▲ 目前的溫泉法仍不夠周延

出相當多困擾，其周延性與可行性皆面臨極大的挑戰，也意謂著溫泉法及相關子法尚有修正的空間。

　　有鑑於當年訂定溫泉法時，並未納入溫泉醫療之相關法規，另一方面也缺乏醫界的積極協助與支持，因此與醫療有關的問題便一一浮上檯面，像是溫泉醫療的正當性、溫泉旅館的定位、溫泉療養泉質及溫泉療法的規範等等，然而上述林林總總的問題，在溫泉醫療先進的國家早有完善規劃，反觀國內在推行上仍是妾身未明、無所適從；某些溫泉仲裁事件更讓不少溫泉業者啼笑皆非，也就是說，溫泉醫療一旦缺乏溫泉法的保護，便將動輒得咎，飽受醫療法、醫師法或其他相關（衛生）法規之層層約束！

　　正因臺灣目前並無溫泉醫療法規可依循，唯有藉由積極修法以補強溫泉法之不足，如此民眾的健康才得以保障。以療養泉及飲泉標準為例，我國溫泉法並未詳列出可供醫療之用的療養泉，這方面則建議參考日本療養泉的水質標準，讓療養泉的訂定能更

溫泉法、權責單位與相關法令關係圖

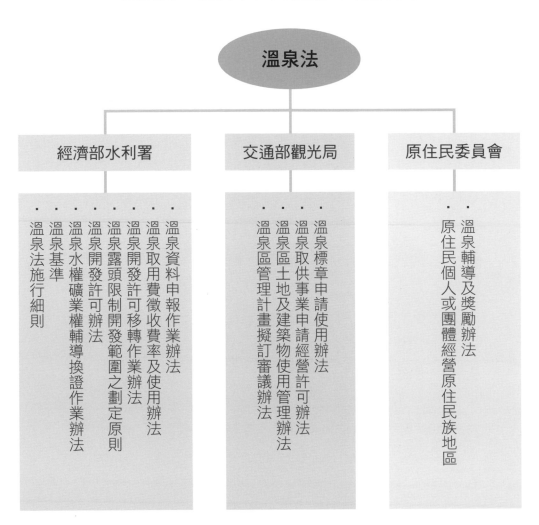

溫泉法

經濟部水利署

交通部觀光局

原住民委員會

經濟部水利署：
- 溫泉資料申報作業辦法
- 溫泉取用費徵收費率及使用辦法
- 溫泉開發許可移轉作業辦法
- 溫泉露頭限制開發範圍之劃定原則
- 溫泉開發許可辦法
- 溫泉水權礦業權輔導換證作業辦法
- 溫泉基準
- 溫泉法施行細則

交通部觀光局：
- 溫泉標章申請使用辦法
- 溫泉取供事業申請經營許可辦法
- 溫泉區土地及建築物使用管理辦法
- 溫泉區管理計畫擬訂審議辦法

原住民委員會：
- 溫泉輔導及獎勵辦法
- 原住民個人或團體經營原住民族地區

＊資料來源：摘自「韓德威（2004）‧溫泉法施行後溫泉業者因應策略之探討——以行義路溫泉區業者為例‧未發表的碩士論文‧台北市：國立台北護理學院旅遊健康研究所」。

為周延；另外，單就臺灣目前符合溫泉標準的硫酸鹽泉來看，泉質濃度已高於飲用水的硫酸鹽上限值（250 mg/L），所以無法成為醫療飲泉，除非現階段再次修法——另訂溫泉水飲用標準。

此外，「溫泉標章申請使用辦法」（2010 年 5 月 20 日修正，詳見附錄三）第九條中雖然明確規定使用溫泉之禁忌及應行注意事項，例如入浴前應先徹底洗淨身體、入浴前後應適量補充水分，及患有心臟病、肺病、高血壓、糖尿病及其他循環系統障礙等慢性疾病者，應依照醫師指示入浴……。雖然辦法如是規定，然而現況是——多數慢性病病人於溫泉旅館從事浴療時，並未遵照醫師指示就自行入浴，絕大部分的業者也應無完成確認醫師指示之規定。

當溫泉旅館沒有實施強制性管制時，上述相關之便形同虛設，無形中增加了湯客溫泉浴之風險，若當業者依法辦理時，勢必又會流失客源，著實陷於兩難之境。所以，未來如欲發展出具有臺灣特色的溫泉醫療模式，除有賴政府各級相關單位的大力支持、醫界與學界的積極投入，還有溫泉業者的共同努力。

Chapter

02

保健養生研究室

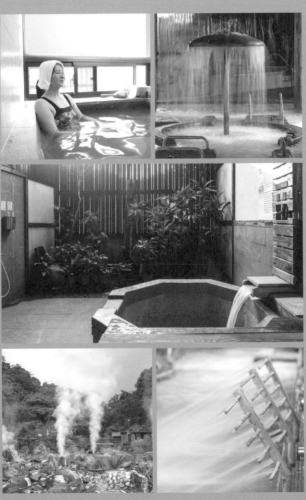

保健養生研究室

　　唐朝藥王孫思邈之《千金要方》:「上醫醫未病之病、中醫醫欲病之病、下醫醫已病之病」,他認為醫術最好的醫師會於身體尚未發病之前便能洞燭先機適時地為看似健康的人提供疾病預防的方法以杜絕疾病,而在保持健康方面則著重於養生之術:「人若善攝生,當可免於病」。有別於現代醫學所強調治病的速效,現代溫泉醫療則是著眼於預防疾病與促進健康之道,讓醫者能盡量利用大地所賜予最珍貴且自然的溫泉與環境來讓人們永保康健!

Q1. 泡溫泉真的可以促進健康嗎?

　　泡溫泉可以促進健康!**溫泉浴的最主要功效在於促進健康與預防疾病**,泡溫泉不僅是一個健康概念,更是促進健康的動力!而這種概念與動力是可以量化與評估的。

　　日本人的研究認為,如高血壓、糖尿病、動脈硬化、中風及癌症等生活習慣病患的身體約 90％是處於一個氧化/壓力的狀態,也就是不健康之「氧化」狀態!而相對於不健康之健康「還原」狀態之間的變化是可用科學之方法來估算,而溫泉就**具有將不健康之「氧化」狀態轉變為健康「還原」狀態之能力**。

　　健康人的唾液腺每天約可分泌 1 ～ 1.5 公升的唾液,唾液在食

物的消化過程中具有十分關鍵的作用，除了可濕潤食物，讓食物易於吞嚥外，還有保護牙齒的作用，能防止細菌殘留在牙齒上。唾液的主要成分為 99.5％的水分，其他還包括：鈉、鎂、鐵、鋅、免疫球蛋白、酵素、尿、荷爾蒙及澱粉酶等，當身體尚未發生狀況時，可經由唾液的檢測來了解身體的健康狀態。

日本的岡澤 美江子醫師利用唾液的氧化還原電位差計證實了唾液可反應身體的健康狀態，而身體不健康的氧化狀態，如壓力大或過勞等，都可經由唾液的檢查得知，這乃有助於疾病的早期發現及預防。當唾液的氧化還原電位大於 50mV 時，即表示身體正處於一個氧化受損的階段；若低於 -20mV 時，則表示為還原良好的狀態；至於還原值的邊界線值則為 40 ～ 50mV。

不論是奈良縣十津川溫泉（碳酸氫鈉泉）4 天 3 夜之短期集中湯治，或是北海道壽都溫泉（硫磺泉）每週 2 次、為期 3 個月的通勤定期湯治，都可讓湯治前的唾液氧化還原電位得到改善，此意味著溫泉浴對身體健康上的恢復有相當的助益！

此外，壽都溫泉每週 1、2 次，為期 3 個月的通勤定期湯治，在血漿之生物抗氧化力測定（BAP test:Biological Antitoxidant Potential test）下發現其硫磺泉浴提高了「預防疾病」的抗氧化力，而十津川溫泉 4 天 3 夜的短期集中湯治也有相同的效果，所以，依照上述的實驗結果，可發現氧化還原電位差計及生物抗氧化力測定證明了溫泉浴具有促進健康及預防疾病的效用！

Q2. 泡溫泉對身體有何好處？

幾乎每個人每天都要洗澡入浴，但您知道入浴有三種功效嗎？

● **保暖**：身體只要暖和，末稍血管就會擴張，血液循環會變好，有助於緩解疼痛、消除疲勞。

● **清潔**：隨著年齡增長，皮膚會變得乾燥，而乾燥皮膚較容易發生搔癢，要防止這種情況，每天入浴及充分運用保濕劑是很有效果的。若要洗淨皮膚上的塵埃及皮脂等污垢，首先要將身體浸泡於熱水中，待身體暖和後，毛細孔打開，污垢便很容易清除了，之後再使用肥皂等進行清洗，身體就會變得很乾淨；至於保濕劑 (乳液、乳霜或凡士林) 的使用方法，是在出浴後快速利用毛巾將水分拭去，並在身體容易乾燥的部位仔細地塗上一層薄的保濕劑，盡量避免水分流失——若不把握時間的話，皮膚中的水分就會蒸發掉。

● **放鬆**：39 ～ 40℃的溫水可消除緊張，讓身心達到放鬆效果。一般的入浴就具有如此功效，若是泡溫泉，對健康的效益更佳！

改善膚質，增進美容

常聞許多熟齡女性對於洗溫泉所帶給她們的青春與美麗讚不絕口，有文獻記載氡泉 (氡泉乃指空氣中含有氡氣之溫泉) 浴療具有加強抗氧化功能之效，如強化超氧化物歧化酶 (superoxide dismutase; SOD）及過氧化氫酶（catalase; CAT）的活性，並抑制人體內脂質過氧化（lipid peroxidation）反應的產生（Yamaoka et al., 2004），然而是否會進而減少老化的速度，則有賴醫學界進一步的驗證。

俗話說：「只有懶女人，沒有醜女人」，若女性朋友想單純運用溫泉浴來讓膚質「水噹噹」的話，一定要事先諮詢皮膚科專業醫師，充分了解自身膚質

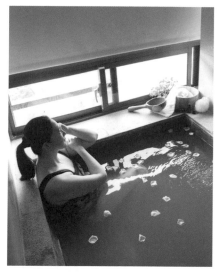

▲ 泡溫泉可減壓、改善膚質及提升健康力

並慎選合適的泉質及浴療方式。從事溫泉浴時還需注意泉溫應於適當範圍內，過熱的溫泉水常造成皮脂流失，肌膚容易乾燥、不易保持濕潤，也無法達到放鬆的效果。

減壓及放鬆心情

一項由 Strauss-Blasche、Ekmekcioqlu、Klammer 與 Marktl 所進行的研究，可一探 SPA 治療與身心良好狀態（well-being）之關聯──153 位慢性疼痛的病人（平均年齡 58 歲）接受為期 3 週的 SPA 治療，期間無論是疼痛、倦怠、正面與負面情緒及健康的滿足感均有顯著的改善，唯獨倦怠在 12 個月後回復至浴療前的狀態，其他症狀則繼續維持在已改善的程度；足見 SPA 治療對於中年人

常見的健康損害有某種程度上的幫助——提升身心健康、快樂和蓬勃發展的良好狀態。

腦電波於不同的生理反應下會呈現不同的腦波圖示，警覺清醒時腦電波圖所顯示的是 β 波（頻率大於 13Hz），放鬆清醒時在頂葉和枕葉部位會以 α 波（8～13Hz）呈現，而對內在或是外在的刺激產生反應時則又會轉變為 β 波。

溫泉浴時常會讓人有一種心情放鬆的感覺，此時腦波中放鬆、愉快心情的 α 波數就會增加。此外，溫泉對於調節內臟活動及腺體分泌的自主神經系統也有影響。自主神經皆為運動神經，不受大腦意志控制，如心搏、胃腸運動或腺體分泌等都是不隨意運動。自主神經又分為交感神經及副交感神經，兩者在人體生理功能正常的運作下是處於相互平衡的狀態。當交感神經受到刺激時，心跳會加快、腸蠕動會變慢；當副交感神經興奮時，心跳會減緩、腸蠕動則是變快，而高濃度之人工碳酸泉浴可抑制交感神經並興奮副交感神經，讓交感神經興奮時唾液中的澱粉酶濃度下降。

Q3. 泡溫泉真的具有能夠令皮膚滑嫩的美容效果嗎？

皮膚具有吸收溫泉的功能。皮膚是人體最大的器官，具有防止體內水分過度散失、防禦病原體侵襲及紫外線的傷害，而指甲

等皮膚之衍生物可加強皮膚的保護作用，真皮內之感覺小體有感受觸覺、痛覺及壓、熱、冷等刺激之功能，也可利用排汗作用及皮下微血管的擴張與收縮來調節體溫及排除廢物。此外，還可藉由陽光的照射生成維生素 D。

溫泉的部分成分可經由表皮角質層實質部的擴散與通過細胞間隙之脂肪成分而進入體內，而附屬器官的路徑則是經由毛孔、皮脂腺及汗腺等將溫泉成分吸收至體內。溫泉成分經由皮膚吸收，會因皮膚溫度及流血量、角質層厚度、毛囊及汗腺密度、溫泉水的 pH 值及氧化還原電位、皮膚發炎時皮膚角質層受損的程度與溶於溫泉水中物質的化學性質（*離子化、親水性、親脂性*）的不同而影響其吸收的速度。

以身高 160 公分、體重 54 公斤的人為例，10 分鐘水位到頸部之全身浴，可經表皮吸收約 3cc 的水分，而相較於水分較難吸收的成分，包括鈉離子、氯離子、鐵離子、鉀離子及硫酸根離子，其吸收率只有水的 1/10 ～ 1/1000；至於較容易經由皮膚吸收的成分則是脂溶性氣體的二氧化碳、硫化氫及氡，其吸收率是水的 10 ～ 100 倍，而其中二氧化碳的吸收量約是 530cc。有報告指出，光是單次硫磺泉之溫泉浴，2 週後被皮膚吸收的的硫成分還殘餘在毛髮之內。

一般醫學美容的效果不外乎美白（*透亮*）、保濕、除皺（*緊實*）、去疤及收斂。所謂「美白」並非漂白（bleach），而是抑

制表皮基底層中的黑色素形成（註6），如果溫泉浴後膚色出現美白假象時，有可能是溫泉遭受「汞」污染，因為泉質中並未含有衛生福利部所認可的美白保養成分，如麴酸（Kojic acid）或熊果素（Arbutin）等；初期使用含汞成分的美白霜時，看似發揮了美白效果，但長期下來皮膚容易產生棕、灰色斑點，甚至伴隨發炎、脫皮等副作用，嚴重時還會蓄積在體內導致腎病變及汞中毒。

　　不同的泉質，美容效果不同，例如重曹泉（重碳酸鈉泉）具有洗滌、洗淨效果，可軟化皮膚角質層，如同肥皂的乳化作用般，將老化的角質及污垢清除，浴後，皮膚觸感滑溜；明礬泉（含鋁的硫酸鹽泉）具有收斂肌膚的效果；硫磺泉則可軟化皮膚角質；硫酸鈉泉具有保濕效果；碳酸氫鈉泉除保濕外，尚可潔淨皮膚；硫化氫泉不僅有去垢、角質新生（keratoplastic）與抗菌之特性，常用來治療輕度痤瘡（acne），更可除去油性及混合性肌膚上過多的皮脂（sebum），但並不會讓皮膚角質層去脂質化（delipidization）及隨之而來的刺激性反應；人工碳酸泉之淋浴除可同時去除頭髮及全身皮膚之污垢外，同時也可以收斂肌膚並改善頭皮之血液循環及髮質。

註6：醫學美容所指的「美白」為抑制表皮基底層中的黑色素形成。正常生理反應下，當紫外線照射到皮膚時，表皮的黑色素細胞數量便會增加，同時促使酪氨酸酶（tyrosinase）活化，以製造更多的黑色素，提高人體對紫外線的防禦──保護肌膚、防止曬傷。

日本知名美人湯的美膚效果

　　日本三大美人湯分別為和歌山縣之龍神溫泉（重曹泉，即鈉 -碳酸氫鹽泉）、群馬縣之川中溫泉（石膏泉，即鈣 -酸鹽泉）及島根縣之湯之川溫泉（單純泉）。三大美人湯之美膚效果被認為是因為具有弱鹼性、高濃度的鈉離子及鈣離子且泉溫接近人體溫（37℃）所致。正是此類弱鹼性（pH 值 8.1 ～ 8.7）的泉質與其中大量的鈉、鈣離子與皮膚表面上皮脂的羧酸反應形成了鈉鹽和鈣鹽等脂肪酸鹽，其結合下的產物就如同「肥皂」般具有潔淨之功能，所以皮膚在浴後有著滑溜溜、清涼的感覺，而弱鹼性溫泉中最具代表性的就屬重曹泉，其次為鹼性單純硫磺泉。

　　根據日本渡邊智先生等人的研究，證明了重曹泉的美膚效果在於泉質中含有偏矽酸及鈣離子成分，偏矽酸及鈣離子皆可以促進皮膚的角化，而兩種成分同時存在時效果更佳；在日本含有偏矽酸的溫泉計有櫪木縣的鹽原溫泉、大分縣的別府溫泉與北海道的昆布溫泉、白金溫泉、然別溫泉、旭岳溫泉及登別溫泉。

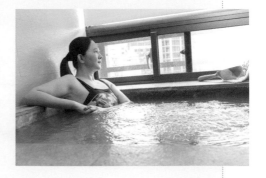

　　硫磺泉與重曹泉一樣具有除去老化角質及多餘皮脂的效果，至於持續的硫磺泉浴是否對皮膚黑色素（造成老人斑及雀斑的元兇）的生成有抑制作用（美白效果）也是令人有所期待。

石膏泉的別名為「皺紋的伸展湯」，可讓皮膚的彈性纖維緊緻以保有肌膚彈性與活力，石膏泉於浴後皮膚的觸感則是有如嬰兒爽身粉塗抹後那種溜滑的感覺。

　　而筆者的北投白磺泉之皮膚醫學美容效應研究也有類似之結果——60 人之白磺泉手浴相較於自來水浴，其前臂於浸泡後的第 5 天，其皮膚彈性有增加的現象。

━━━━ 硫化氫泉於燒燙傷治療上的發現 ━━━━

　　俄羅斯索契（Sochi）為其國內受歡迎的溫泉渡假療養勝地。Strojenko 等人（1994）於索契的健康療養地使用硫化氫泉（含有微量鍶、鋇、鋰、磷、砷及銅），以灌洗（irrigation）的方式治療 6,531 位臉、頸、胸及手部有燒燙傷的病人，其中許多病人在傳統藥物治療無效的情況下被轉送此地，經由特殊設計的軟管（hoses），採用不同濃度及壓力的灌洗，共計 15 個療程，每次 10 ～ 15 分鐘；治療結果為近 80％的病人有效，尤其是 7 ～ 10 天內有接受整型手術者的效果最佳。

　　多數病人除了結疤部位的顯微循環獲得改善外，新生的血管數目與皮膚厚度也逐漸增加，疤痕縮小之際，皮膚紋路的生長也變得更為一致，而疤痕收縮所引起的皮膚發癢及刺痛感，若非完全改善就是變得較不明顯（Altman, 2000）。

　　1989 年，Grossi 即對於溫泉硫化物（sulfur compounds）與審美皮膚科學（esthetic dermatology）進行研究，硫化物可添加於不同種類的美妝品中作為局部治療之用，其標準在於硫化物與天然肌膚之間的親合力，與型態及功能上的可能影響有關；此研究也提醒，為了讓上述理論在科學上得到更精確的支持，有必要進一步從事基礎與臨床方面的研究。

Q4. 泡溫泉真的可以瘦身減肥嗎？

　　在溫泉池中躺著不動就能夠達到減重的效果嗎？根據筆者的初步研究，持續泡白磺泉 8 週（每天 20 分鐘、每週 5 天），泉溫 39 ～ 42℃的全身浴，有減重、降低 BMI 值、總膽固醇（註7）及低密度膽固醇的效果，不過其確切之作用機轉等尚需較大的樣本數做更進一步的確認，不過，我認為如果能泡溫泉時結合運動的話，減重效果會更好。

　　利用溫泉的溫熱作用來減重，可讓人在毫無感覺的情況下消耗大量的能量。

　　● 溫浴：可提高減肥效果，在沒運動的情況下，浸泡 40 ～

註 7：日本也有研究指出，泉質中的硫化氫成分會促進人體內膽汁與脂肪的結合，再經由糞便排出體外，有降低膽固醇預防血脂異常的效果。

42℃溫泉約 20 分鐘，約會消耗 100kcal 的熱量。不考慮水溫的話，一般入浴大約每公斤體重每分鐘會消耗 0.0606kcal 的熱量，例如體重 70 公斤的人入浴 20 分鐘，約會消耗 84.84 大卡。

● **高溫浴**：能興奮交感神經且促進新陳代謝，所以熱量的消耗也會隨之增加。

● 36℃**無感溫度**：較沒有多大的熱量消耗。

● 25℃**冷水浴**：浸泡 20 分鐘冷水浴，可消耗 110kcal 熱量。因為人是恆溫動物，外界環境的溫度下降時便會消耗人體內的熱量來維持正常的體溫。

實際上，光是進出浴槽、清洗、活動身體，入浴 1 次的卡路里消耗差不多是 70kcal，加上流汗，就如同桑拿浴般具有減重的效果。

日本的女性雜誌曾刊登半身浴有助於減重的議題，以 20 位平均年齡 30 歲的女性為實驗對象，每週 4 次、每次 30 分鐘的半身浴連續進行 4 週，每天大約會增加基礎代謝率 200kcal，相當於 1 小時快走所消耗的能量，而此一報導與觀點也被某些日本醫師所認同。

Q5. 泡溫泉可以改善失眠問題？增進睡眠品質嗎？

　　失眠指的是無法入睡或睡眠狀態無法保持導致睡眠不足，如難以入睡、容易被驚醒或睡眠持續時間少於正常情況。造成失眠的原因很多，例如患有關節炎或腸胃疾病的病人，所產生的疼痛或不適感，常令人在夜裡輾轉難眠；或是處於悶熱的氣溫環境、承受工作壓力、精神疾病（如思覺失調症、憂鬱症）、藥物副作用或含有咖啡因的飲料皆可引發失眠。

　　失眠的治療方式須從病因著手，如確定沒有身體方面的疾病，再進一步探討其他精神方面的原因，且不論何種治療方式（包括安眠藥治療），最好能尋求專業精神科醫師的協助。假如條件許可的話，溫泉也是一項不錯的助眠選擇。

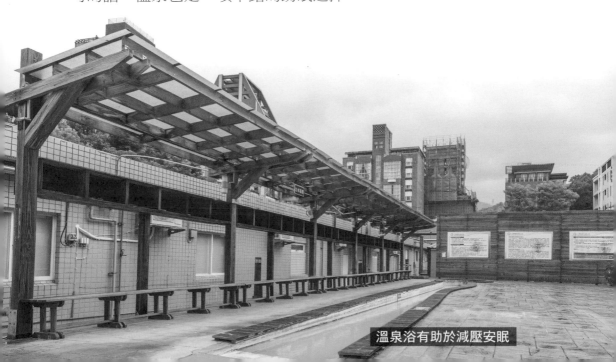

溫泉浴有助於減壓安眠

相關研究指出，9 位健康女性於**就寢前 30 分鐘從事足浴或全身浴，其睡眠品質**（主觀感覺）**較無接受浴療者為優，也比較容易入睡**，而全身浴後入眠的快速動眼期頻率低於熱足浴（Sung & Tochihara, 2000）；也就是無論美夢或是惡夢，喜愛作夢的朋友可選擇熱足浴來「圓夢」。

　　當失眠病人想藉由溫泉療法來改善症狀，可選用淡泉、溴泉、氡泉及重碳酸鈉泉等泉質；泉溫維持 38 ～ 39℃，浴法可採全身浸浴，每次 15 ～ 20 分鐘，每日 1 次；亦或飯後溫飲 150 ～ 250 ml 的溴泉或氡泉，每日 1 ～ 3 次。

家中之安眠入浴法

　　如果無法泡溫泉助眠，也可以在家中就寢前的 30 分鐘進行入浴幫助入睡。

　●**微溫浴**（37 ～ 39℃）：可刺激副交感神經，具有鎮定及助眠的效果，所以，失眠患者於睡前從事微溫浴是一個不錯的選擇。

　●**足浴**：就寢前進行 30 分鐘的足浴可以改善入眠的品質。熱足浴除了可以促進血液循環進而溫暖全身產生舒適感，在睡眠期間也有降低醒來的次數及助眠的效果，尤其推薦於不能輕鬆且安全地享受溫泉浴的老年人以及行動不便的人。

Q6. 泡溫泉可以提升免疫力嗎？

　　免疫力愈強愈好嗎？答案是否定的！自體免疫性疾病，如類風濕性關節炎、全身性紅斑性狼瘡及僵直性脊椎炎等就是自身免疫力太強，以至於免疫系統產生自體抗體對抗並侵犯自身組織與器官。

　　自體免疫性疾病的病因不明，可能與免疫調節異常、遺傳基因、環境因素（如紫外線、病毒及細菌感染）或內分泌失調有關，除了會有關節病變外，還會波及其他系統的器官，治療時，有時必須使用抑制免疫系統的免疫抑制劑才得以控制病情。只有免疫力低下者才需要提升免疫力，也就是說，免疫力過猶不及都不好，免疫系統要正常運作並調整到最佳狀態，方能確保身體的健康。

　　適度的運動可以增強免疫力，而泡溫泉同樣也可以提升免疫力並預防疾病！尤其對於免疫力低下的病人更是如此；反過來說，對於免疫力過強的自體免疫性疾病病人而言，提高其免疫力反而不利，可能需要使用免疫抑制力較強的泉質，像是乾癬（psoriasis）等免疫性皮膚病之浴療，便是運用泉質強的溫泉抑制表皮中的免疫細胞而達到治療目的。

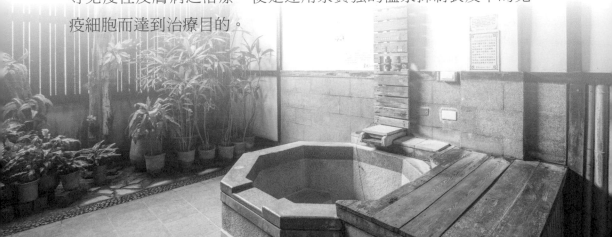

一般而言，依泉質
的強弱對免疫力會著有
不同反應，根據日本研
究發現「長期的」溫泉
療法之免疫機能變化中，
強酸性、超高溫浴的日
本草津溫泉（群馬縣）

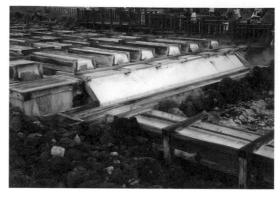

▲日本群馬縣的草津是赫赫有名的溫泉觀光勝地

及極端寒冷的地獄溫泉（大分縣）等刺激性較強的溫泉被認為會
抑制免疫機能，而弱泉質性之單純泉則有提高免疫機能的可能性，
然而溫泉療法對於每個人免疫力的提升或抑制亦有個體上的差異。

不同泉質對免疫力的影響

　　硫化氫濃度 10mg/L 以上的硫酸鹽浴除了可以改善末
梢的血液循環外亦可對真皮的免疫細胞——蘭格漢氏細胞
（Langerhans' cell）有抑制的作用。關於家畜豬的硫磺泉浴的研
究發現，蘭格漢氏細胞機能的抑制作用與泉質中硫化氫的濃度有
著正性的相關。而在德國便是利用硫磺泉可增強紫外線感受性的
特性，讓硫磺泉浴與紫外線照射療法同時運用在乾癬的治療上。

　　另外，在調節免疫系統功能方面，氡泉浴療在可以強化刀豆
素 A（concanavalin A, Con A）引發的促分裂素反應、增加 T 輔
助細胞的比例及減少抑制性細胞的比例。

事實上，某些泉質甚至可以增加一些免疫細胞（如自然殺手細胞）的數目及細胞激素（cytokine）的分泌量，譬如進行15分鐘、泉溫41℃的碳酸泉浴可以活化自然殺手細胞；根據波蘭茲德魯伊（Szczawno）療養地接受浴療之外在的、本質的及混合型氣喘孩童的治療結果發現，相較於健康孩童，其氣喘之臨床症狀有消失或變得比較不明顯，而且免疫球蛋白G的血中濃度也有明顯的上升（免疫力上升）。

另一項由10位自願者接受高溫水（hyperthermic water）全身浴的研究也發現，總T細胞數目相對地有減少現象，而相對抑制型T細胞（CD8+ T lymphocyte）、自然殺手細胞（NK cell）數目與活性則是增加的，其中8位自願者的生長激素（somatotropic hormone）活性亦有上升，故推論抑制型T細胞及自然殺手細胞數量的增加可能與生長激素濃度的升高有關（Blazicková, Rovenský, Koska, & Viqas, 2000）。

Q7. 泡溫泉可以預防或改善感冒嗎？發燒時可以泡溫泉嗎？

感冒大致上可分為流行性感冒（流感，Common Cold & Influenza）與一般感冒。感冒由一百多種病毒（如鼻病毒、腺病毒或人類呼吸道融合病毒等）所引起的咳嗽、流鼻涕與鼻塞等輕微症狀，且多在1～2週內逐漸痊癒；而流行性感冒則由流行性感

冒病毒，主要是 2A 型（如 H3N2 型及 H1N1 型）和 1B 型引起的急性呼吸道感染，其病徵包括：發高燒、全身肌肉疼痛、身體疲倦與其他較輕微的上呼吸道感染症狀（如鼻塞、流鼻水、喉嚨痛或咳嗽等），年長者及慢性疾病病人（如心臟病或慢性呼吸道疾病）出現併發症（如支氣管炎或肺炎等）的機率偏

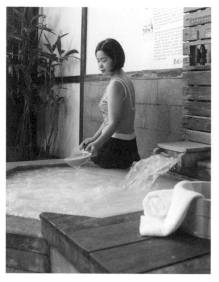

高，必須 48 小時內服用 5 天的克流感（Tamiflu®），方能有效消滅病毒。

　　溫泉浴本身就有促進健康及預防疾病的效果，自然對於感冒的預防也有幫助。在日本，有一項關於日本學童從事溫泉浴的研究，發現溫泉區（湯布院町）內有泡溫泉習慣的學童與城市（庄內町）中沒有泡溫泉習慣的學童相比，較不容易感冒。有泡溫泉習慣的學童似乎有較高的免疫力，可以抵抗感冒病毒的入侵。

　　另外，Grüber 等（2003）對學齡前常感冒的孩童（3～7 歲）進行 12 個月浴療後的隨機研究發現，這些在前一年曾感冒超過 6 次以上的孩童中，每日進行生理食鹽水吸入療法及水療（實驗組）的孩童與每日只進行生理食鹽水吸入療法（對照組）的孩童相較，接受水療對於學齡前孩童防治感冒並沒有幫助。所以就上述兩項研究看來，溫泉浴療似乎比水療在感冒防治上略勝一籌。

　　至於感冒時是否合適泡溫泉？一般來說，**輕微發燒的話還是可以泡溫泉**，但須避免長時間浸泡，泡完溫泉後則是要注意保暖，尤其濕冷的頭髮會讓身體容易著涼，所以洗髮後要盡快將頭髮吹乾。不過，**發高燒時一定要避免泡溫泉**！其實一般人發高燒時，根本不會想泡溫泉，等燒退了才會想洗浴，將身上的汗水給洗乾淨，此時就可以考慮洗浴後稍微泡一下溫泉。

　　如果只是輕微感冒，身體狀況還沒完全恢複的話，可以考慮足浴，水溫 40 ～ 42℃、20 分鐘左右的足浴可以讓身體會溫暖起來且有助於排汗。

Q8. 大熱天裡適合泡溫泉嗎？理想的泡湯時段為何？

　　炎炎夏季若浸泡在溫熱的溫泉當中，是否會對身體產生不良反應呢？夏天適合泡溫泉與否，目前並無實證醫學可供參考或有明確的結論。但自古以來，即有「三伏天」（約介於小暑到立秋後）之說，這是一年當中，氣溫最高且又潮濕、悶熱的日子，常令人食慾不振，甚至衍生熱病，但對身體虛寒的人來說，盛夏正是調整體質的關鍵時刻。傳統中醫素有「冬病夏治」之說，「三伏天」的盛陽期間尤其適合調理身體陰寒失衡的狀況，所以虛寒體質之人於夏天泡溫泉來補養身子，溫泉的整體效應有助於身體的活絡（補虛），其道理頗似熊於春秋之際大量進食、積存脂肪，以便

未來冬眠時能數月不進食，而所建議的療養泉種為泉質較淡的**單純泉**。

然而，另有持相反意見者認為夏天不適合泡溫泉，因為會有熱（溫泉）與熱（實症體質）相剋的問題，如同夏天應食用時令水果（如西瓜等）來消暑、降火氣，較符合生理上的需求。其實，夏令期間可選擇冷泉或自然冷卻的室外溫泉來消弭上述的疑慮，至於較適合於夏季泡的溫泉非碳酸氫鈉（俗稱「小蘇打」）泉莫屬，因為浴後有著清涼的感覺，所以夏季裡浸泡碳酸氫鈉泉的「冷之湯」應最合適不過了。

日本的阿岸 祐幸教授認為夏季是一個高溫、蓄積疲勞的季節，特別正值酷熱時，會有身體活動力高、腸胃道蠕動低下之交感神經高張的情況，所以較**建議浸泡微溫 37 ～ 39℃的溫泉**，可以讓人體副交感神經處於優位（降低血壓及心跳數，與促進腸胃道的蠕動），而**早上或傍晚氣溫較涼爽時都是不錯的泡湯時段**。

最佳泡湯方式

泡溫泉要適度且量力而為，所謂「適度」因人而異——要慎選適合於個人的泉質、泉溫、溫泉浴方式、次數及浸泡時間長短，因為這些細節都攸關湯浴安全、健康促進與疾病治療的效果，建議溫泉浴的次數每天不要超過 2 次，而每次泡溫泉的時間也不要長於 30 分鐘，泉溫不要超過 42℃為佳。

Q9. 泡溫泉前用餐，還是泡完溫泉再用餐較好？為什麼？

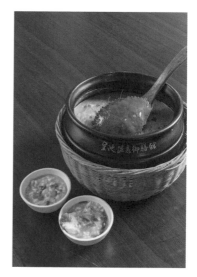

一般而言，泡完溫泉後稍作休息，30分鐘後再用餐是比較符合健康的原則。有旅行經驗的人都知道，有時遠程旅行到達目的地時天色已暗，能夠逛街、用餐的時間有限，如果要先洗浴之後再用餐、逛街、買紀念品的話，時間（有的商家夜間會提早歇業）可能不夠，所以餐前泡溫泉在施行上是有其困難度！餐後，再去泡溫泉，時間上似乎比較寬裕，心情上也較為放鬆。

但須注意，用餐時，我們身體裡的血液會集中到腸胃道，以協助消化、吸收，若在餐後立即泡溫泉，此時胃腸尚未消化完食物，但體內的血液又必須回應泡溫泉時全身周邊血管的擴張，而腦部又相對缺血的狀態，其結果就是頭暈與消化不良！所以，若餐後泡溫泉，最好是用餐1小時後再去泡會比較安全。

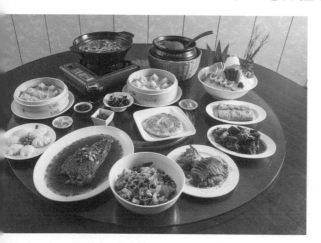

▲ 北投皇池溫泉御膳館推崇四季養生的飲食概念，特聘五星級主廚結合當令盛產的食材製作健康、美味的料理

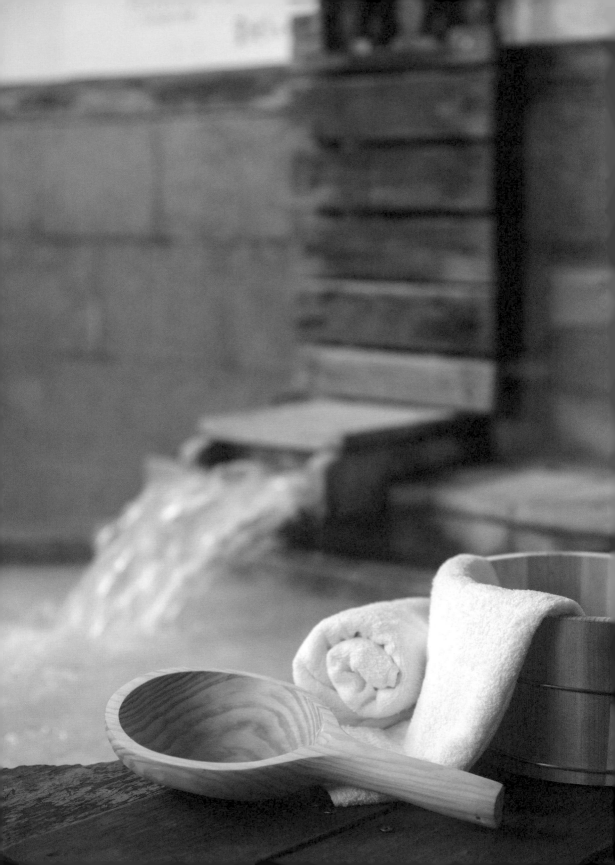

Chapter

03

溫泉醫療研究室

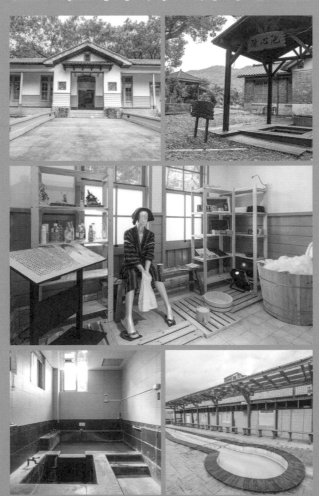

溫泉醫療研究室

　　溫泉療法已不單單是過往僅限於醫療院所中病患的溫泉療養；而現代溫泉療法所強調的是：在實證醫學的基礎下，一種利用地下的天然產物如溫泉、天然氣體或是泥狀物質與溫泉地的氣候要素來達到醫療、健康促進及休養目的的療法。

Q10. 溫泉在醫學上真的具有療效嗎？溫泉療法就是水療嗎？

　　溫泉是具有療效的！食鹽泉、硫酸鹽泉相較其他泉質有較強的末梢循環促進作用，而且有較佳的保溫效果，特別是食鹽泉之浴後仍持續有溫熱的感覺。碳酸泉、硫化氫泉對皮膚、黏膜的微血管、細小動脈有著強力的擴張作用，其他像是放射能泉對腎上腺皮質有刺激的作用，而硫磺泉則是有新陳代謝改善的作用。

　　溫泉應用於醫療，具有綜效、副作用較低、可減少服藥劑量（關節止痛藥、氣喘藥、降血糖藥等）、具延長療效之效果（風濕病）及有時可作為第二線的醫療方式（難治癒的異位性皮膚炎）的特點。對於同時罹患輕度高血壓、輕症糖尿病與慢性退化性關節炎等多種慢性疾病的老年病患，雖然溫泉浴療對於個別疾病的

療效不如現代醫學之藥物治療，但是溫泉之綜效卻可以同時緩和及治療老年病患身體上的不適。

溫泉療法遠比水療更複雜多元

在臺灣，醫師們（包括大部分的復健科醫師）對於溫泉醫療普遍一知半解，甚至有不少醫師將溫泉當作水療看待，殊不知溫泉本身是多元且複雜的，且溫泉療法使用的是溫泉水，至於一般水療使用的是經循環過濾的加氯自來水。

一般水療的生理溫熱效應包括：(1)局部組織釋放出類似組織胺的物質，可增加局部微血管的通透性並加速新陳代謝；(2)促進排汗，有助於汗液中尿素、尿酸或乳酸等代謝產物的排出；(3)放鬆肌肉及增加軟組織的柔軟性；(4)鎮定神經與降低疼痛感。

而溫泉的溫熱作用則有助於：(1)膠原（註8）伸展性的改善；(2)皮膚及肌肉循環的改善；(3)鎮痛作用〔提高疼痛的閾值（註9）〕；(4)促進新陳代謝並緩和精神上的緊張。其中鎮痛作用被認為是溫熱效應之下，血液中 β-腦內啡（beta-endorphin）的濃度上升使然。

單就溫熱效應，溫泉之持續性就優於自來水，而溫泉所特有之泉質中化學成分及非特異的變調作用則是自來水所不及的！

註8：膠原（collagen）：是種類蛋白，為組成皮膚、肌腱、骨骼、軟骨以及結締組織的主要蛋白。

註9：閾值：低限或臨界值。

臺灣醫用水療的現況

　　放眼臺灣，雖然水療（浴用法）在醫院復健科療程及溫泉旅館業的 SPA 服務之中普遍可見，但目前大部分的復健科僅單純地使用水療池來執行一般的水療業務，連將水療應用於燒燙傷病人的浴療醫院也不多見。不過，值得一提的是——台北市振興醫療財團法人振興醫院的復健科擁有全國最大的水療池，搭配完善的設備與經驗豐富的醫療團隊，針對腦性麻痺及中風病人，提供優

———— 讓身體感到幸福的物質——腦內啡 ————

　　腦內啡是一種由人體內自行生成的類嗎啡合成物，從腦下垂體和丘腦下部所分泌，與嗎啡受體結合後，能產生與嗎啡、鴉片劑一樣的止痛、欣快感。

　　Kubota 等人讓 7 位健康成人接受草津溫泉（47℃）的傳統溫泉浴療後發現，受試者血液中的 β - 腦內啡有暫時性地提升；這種現象或許可以解釋浴療後易產生中毒般沉醉感的緣由。

　　另一文獻顯示，一位長期罹患難以治癒之異位性皮膚炎（類固醇藥物治療無效）的 21 歲女性，對於高熱溫泉產生了依賴（無法克制自己不從事溫泉浴），每天持續 4 次（3 分鐘／次）的溫泉浴（47℃）為期 1 個月，深入分析其依賴現象的作用機轉可能是與溫泉之高熱壓力（hyperthermal stress）所引發血液中 β - 腦內啡暫時性的提升有關（Kubota, 1994）。

質的水療復健服務，不過，其水療所使用的是循環過濾的自來水，而非溫泉水。

此外，浸浴有助於運動員競賽或訓練後的體能恢復，經由局部循環的促進並移除血液中累積的乳酸，可以降低身體發炎及水腫的機會、舒緩肌肉僵硬與疼痛感，尚可增加關節之活動範圍，可謂好處多多。

Q11. 泡溫泉會產生哪些效用？這些效用對於健康有何助益？

日本醫界普遍認為溫泉對於人體的效用主要有：(1)物理作用：靜水壓、浮力、黏性及磨擦阻力等效應；(2)溫熱作用；(3)泉質中的化學成分作用；(4)非特異的變調作用。而溫泉所發揮的療效大致為以上四種作用的整體效應。

物理作用

靜水壓效應

當物體置於水中時，水施予物體的壓力稱為淨水壓。靜水壓效應在水中所產生的壓迫效果，可幫助下肢浮腫的病人腿部滯留的血液回流心臟。而人體體表於水中所承受的壓力大約是每下探 1 公尺即增加 0.1 個大氣壓力，下肢因水的擠壓作用所縮短的外徑長

度可達 1 ～ 1.5 公分、腹圍約 3 ～ 5 公分，胸圍則為 2 ～ 3 公分。

當身體在水中呈立姿且水位深及胸骨劍突時，心臟內的血量會比浸泡前多 130cc；而水位達到下巴高度時，心臟內血量則增加 250cc。

靜水壓所導致回心血流量的增加，會造成右心房壓力上升，因而增進心臟荷爾蒙——心房利鈉胜肽（atrial natriuretic peptide; ANP）（註10）的分泌，具有血管擴張、利尿及促進尿液中鈉離子的排泄的作用；此外，靜水壓的利尿效果與水深呈現正相關，深度愈深其利尿效果也愈大。

浮力效應

人體在水中的重量約只有在空氣中的 1 ／ 10，當水面高度及胸時，水中的人體重量只剩下在空氣中體重的 1 ／ 3 左右。

註 10：心房利鈉胜肽又稱為心鈉素、利鈉素、利尿素、血管舒張素，為一種多肽類荷爾蒙，主要由心房的心肌細胞所產生、儲存和分泌，內含 28 個胺基酸。當血容量增加，使心臟或血管壁受到較大的牽張刺激時，導致心肌細胞釋出心房利鈉胜肽，引發強烈的利尿及利鈉作用。

心房利鈉胜肽對人體有擴張血管、降低血壓之效果，並且促進尿液中鈉離子及水分的排出；其作用機轉在於降低基礎腎素（renin）及醛固酮（aldosterone）的分泌，並抑制血管緊張素 II（angiotensin II）對於近曲小管鈉離子的再吸收及減少集尿管對抗利尿激素（antidiuretic hormone; ADH）的反應。

臨床上，患有風濕關節炎或中風後肢體偏癱的病人利用浮力進行復健療程，可舒緩關節與肌肉（尤其是腰部及腿部）壓力、減輕疼痛，且於水中進行復健運動的安全性相對較高。

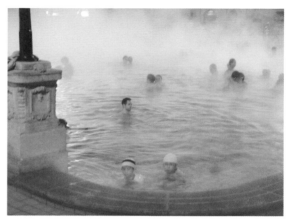

▲ 於溫泉池中從事復健伸展運動既安全又有效（照片為匈牙利 Szechenyi 溫泉游泳池，由張君威醫師提供）

黏性及磨擦阻力效應

液體黏滯性是分子間的相互結合力（cohesive force）或吸引力（attractive force）所帶來的磨擦阻力（frictional resistance），而磨擦阻力則是物體於液體中動作時，為對抗液體黏滯性所產生的阻抗力量和物體在其動作的速度成正比。水的黏滯性比空氣大，因此人體在水中移動要比空氣中來的困難。

磨擦阻力和物體動作的速度成正比，因此於水中運動時，可藉由體位的變換來改變阻力大小，進而達到不同的訓練成果。例如游泳時，姿勢的轉換可增加身體與水的接觸面積，增加水中行進時的阻力；利用水的黏滯性及磨擦抵抗之作用，**從事水中伸展運動，可達到增強肌力、心肺功能及最大攝氧量的目的**，不失為一項安全又有效的復健運動。

溫 熱 作 用

　　溫泉所發揮的溫熱作用如溫泉水煮蛋，熱感是由中心體內散發而出，一般人於冬天洗完澡之後，大都會感到陣陣涼意，還得馬上穿衣服以免著涼，但若是泡溫泉，浴後仍會有熱呼呼的感覺，這是因為溫泉中的泉質成分可與皮膚結合，形成一層保暖屏障以減緩體熱散失，其中硫化氫泉及碳酸泉兩種泉質所附帶的溫熱加乘作用最佳，同時也可促使末梢血管擴張，這種持續熱感便是溫泉特有的溫熱作用。

　　依照泉溫高低，日本將溫泉分類為：高溫浴（ > 42℃）、溫浴（40 ～ 41℃）、微溫浴（37 ～ 39℃）、不感溫度浴（35 ～ 36℃）、低溫浴（25 ～ 34℃）及冷水浴（< 25℃）六種，不同的溫度會有不同的生理效應。

　　40℃以上（溫浴）的泉溫可促進一般荷爾蒙分泌。而 42℃以上（高溫浴）的全身浴則會迅速刺激交感神經，進而增加血液中

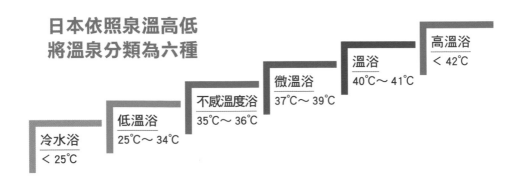

日本依照泉溫高低
將溫泉分類為六種

高溫浴
< 42℃

溫浴
40℃～ 41℃

微溫浴
37℃～ 39℃

不感溫度浴
35℃～ 36℃

低溫浴
25℃～ 34℃

冷水浴
< 25℃

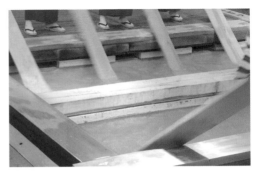

▲ 日本的草津溫泉高達 51 ～ 94℃，透過傳統的「湯揉」（註11）無需再加水便可降溫

兒茶酚胺激素（catecholamine）的濃度，讓血壓驟升約 20 ～ 40mmHg，同時也容易使凝血系統被激發，提高併發心肌梗塞與腦梗塞的風險，另一方面，也會促使身體大量消耗能量及水分，因而造成血液黏稠度上升（尤其是 42℃以上的全身浴），因此罹患高血壓或動脈硬化者與老年人較不適合高溫浴；入浴時的泉溫盡量不超過 42℃，並於浴後多補充流失的水分。

　　37 ～ 39℃（微溫浴）的泉溫會刺激副交感神經，達到鎮定及助眠效果，所以失眠病人在睡前從事微溫浴是一項不錯的選擇；此外，浴溫 38℃左右時（或是更低些），人體血壓值不變或稍微降低。25℃以下（冷水浴）的泉溫有助於正腎上腺素（noradrenaline）、心房利鈉胜肽、皮質醇（cortisol）等荷爾蒙分泌增加，並抑制抗利尿激素、泌乳刺激素（prolactin）或腎素等荷爾蒙分泌；至於會影響晝夜節律的荷爾蒙，如皮質醇（註12）或腎素的分泌不受溫熱作用刺激的影響。

註 11：日本草津溫泉泉溫高達 51 ～ 94℃，所以在入浴前須先使用長板子持續地攪動溫泉水降溫，即所謂的「湯揉」。

註 12：皮質醇的分泌呈現晝夜節律變化，人體在溫泉溫熱作用下，分泌仍受晝夜影響，只是整體濃度皆有提升的現象。

不同泉溫對生理效應的影響

泉溫	生理效應
高溫浴（ > 42℃）	· 迅速刺激交感神經 · 增加血液中兒茶酚胺激素（catecholamine）濃度 · 讓血壓驟升約 20 〜 40mmHg · 易激發凝血系統，提高併發心肌梗塞與腦梗塞的風險 · 大量消耗能量及水分，造成血液黏稠度上升（尤其是 42℃以上的全身浴）
溫浴（40 〜 41℃）	· 可促進一般荷爾蒙分泌
微溫浴（37 〜 39℃）	· 血壓值不變或稍微降低 · 刺激副交感神經 · 鎮定及助眠
冷水浴（ < 25℃）	· 增加正腎上腺素（noradrenaline）、心房利鈉胜肽、皮質醇（cortisol）等荷爾蒙分泌 · 抑制抗利尿激素、泌乳刺激素（prolactin）或腎素等荷爾蒙分泌

●── 泡溫泉會影響男性的生育能力嗎？ ──●

　　醫學研究指出，男性若長期暴露於高溫環境中易造成不孕，例如廚師的工作環境便是長時間處於高溫環境下，極可能傷及精子而導致不孕，相信喜好久泡高溫泉的男性普遍存有此隱憂。一般適合精子存活的環境溫度約比正常體溫低（34 〜 35℃），因此建議正在發育中的孩童們（尤其是男孩）浸泡溫泉的泉溫不宜過高（ < 40℃），而且時間也不宜過久（少於 10 分鐘）。

化學成分作用

溫泉的化學成分效應主要與泉質中所含的陰陽離子、礦物質（包括微量元素）、放射性元素，甚至於滲透壓及酸鹼度都有關；雖然各國在泉質類別的標準不盡相同，但對於各種療養泉的化學成分效果皆有詳實的記錄。泉質中化學離子的組成除了受到所在地質特性（變質岩、沉積岩及火成岩）的影響外，同時也會因溫度造成溶解度不同，進而產生濃度上的差異。

依據人體每日所需攝取量，礦物質又分成：(1)巨量礦物質：每日需要攝取量超過 100 mg，如鈉、鉀、鈣、鎂、磷、硫和氯等；(2)微量礦物質：每日需要攝取量少於 100 mg，如鐵、錳、矽、氟與銅等；(3)超微量礦物質：每日用量以微克計算，如鉻、碘和硒等。對於健康的幫助則視人體吸收的程度而定。

大陸溫泉學者張向群（2001）認為泉質的化學成分可藉由下列三種途徑進入人體內：(1)透過皮膚進入人體（如浴療），無法經皮吸收者則附著於體表形成「生物薄膜」，或是刺激體表感受器，反射地對皮膚發生特定調節作用；(2)經消化道吸收（如飲泉）；(3)氣體成分可經由呼吸道吸入而進入體內（如氡氣、硫化氫氣體及二氧化碳等）。

非特異的變調作用

在日本的溫泉醫療領域中，「非特異的變調作用」算是較為特別的醫療名詞，舉例來說，有人將氣喘的治療方法分為特異性

的減敏療法和非特異性的變調療法，其非特異的變調作用又稱為
「總合的生體調整作用」，類似中醫陰陽理論的致中和效應：按
照中醫觀點，陰陽若失調就會產生疾病，陰陽一旦調合，身體才
會恢復健康。

　　非特異的變調作用是指藉由溫泉浴、溫泉地的環境或運動等
對身體的刺激，整合體內中樞神經、自律神經、內分泌及免疫等
系統以強化防禦機能，將患有疾病的身軀調整至正常化，方可對

溫泉中化學成分的生理效用

化學成分		生理效應
陽離子	鈉、鉀	・共同維持體內之滲透壓及酸鹼平衡
	鈣	・健全骨骼及牙齒 ・促進血液凝固及預防骨質疏鬆症
	鎂	・具有制酸及催瀉之功能，可治療胃炎及輕度便祕
	鐵	・生成血紅素所必需元素，可治療缺鐵性貧血
	錳	・強化骨骼
陰離子	氟	・強化牙齒及骨骼
	氯	・有助於身體滲透壓及酸鹼平衡 ・刺激胃酸之分泌
	碘	・甲狀腺素（thyroxin; T4）和三碘甲狀腺素（triiodothyronine; T3）之必需成分 ・增強體力
其他成分	硫	・維護皮膚與毛髮 ・殺菌解毒
	矽	・強化骨骼 ・光澤毛髮

抗外來與內在的不正常刺激，完成此作用大致需要 3 ～ 4 週的時間。一般睡眠與清醒週期的規律性即屬生物節律，正常的生物節律（circaseptan）調適期約 7 天；而晝夜節律（circadecan）通常需10 天的調適期。

日本療養泉中就屬酸性泉最具代表性。以玉川溫泉的飲泉治療胃疾為例，胃酸過多的病人在飲用稀釋過的玉川溫泉後，胃酸過度分泌的情況會減緩；而胃酸過低者，飲用後反而促進胃液增加，因此研究者們認為玉川溫泉的泉質雖屬於強酸性（pH 值為1.2），但具有使胃酸分泌「正常化」的功能，這種正常化的功能就是非特異變調作用的體現。

Q12. 如何泡溫泉才有療效？全身浴或是局部浴？

在自主神經系統方面，對於心臟機能與體內水分分布調節的加強上，全身浴是優於局部浴的。畢竟全身浴之浸泡表面積就占了身體總體表面積的90％，而半身浴約占49％，手浴則僅占8.2％左右，所以不論是在溫泉中有效成分的吸收上，或是物理、溫熱的效應上，全身浴的效益與好處都遠大於局部浴！

至於要泡全身浴，還是要泡局部浴較好？若是身體健康、無任何疾病者，一般還是建議泡全身浴！因為泡全身浴亦能兼顧到

泡完溫泉後，還需要再「洗澡」嗎？

　　通常泡完溫泉後，為了維持溫泉的質感與療效，是無須再使用清水沖洗身體的，除非個人屬過敏性體質或泉質較強烈（如青礦泉），才建議浴後，以清水將浸泡部位再次沖洗一遍，以免對溫泉產生過敏反應。其實，正確的方式是在泡溫泉之前，先以清水清洗乾淨身體後才進入溫泉池中浸泡，好讓身體充分感受到溫泉的效益。

泡局部浴的加強部位，除非湯客本身患有心、肺之疾病，為了避免全身浴造成心、肺負擔，可選用「半身浴」，另外若湯客本身需要特別照護，如足部肢體障礙的患者不便從事全身浴，可選擇進行「足浴」來增進腳部的血液循環；而中風臥床患者可以選擇從事「手浴」，既可以清潔雙手，又能夠緩解手部攣縮的不適感，對於這類有特別需要照護的湯客，局部浴是個很不錯的選擇。

Q13. 日本有所謂的療養泉，這是指有療效的溫泉嗎？

　　「療養泉」顧名思義就是具有療效的溫泉，對泉質的要求比一般溫泉來的高。日本療養泉除了泉溫要高於 25℃ 之外，泉質標準也較為嚴苛。若以泉質中的化學成分來分類，大致上可區別為鹽類泉、單純泉及含有特殊成分泉等三類。

日本溫泉氣候物理醫學會（The Japanese Society of Balneology, Climatology and Physical Medicine）將療養泉分為碳酸泉、碳酸氫鹽泉、食鹽泉、硫酸鹽泉、鐵泉、硫磺泉、酸性泉、放射能泉及單純泉等九種。

碳 酸 泉

泉質主要成分為濃度大於 1,000 mg/L 以上的游離二氧化碳。入浴時，皮膚與泉水接觸後會佈滿小氣泡，而有「氣泡之湯」的

碳酸泉浴療在歐洲的應用

在德國，碳酸泉中的游離二氧化碳濃度是大於 2000 mg/L 以上。目前被用於治療輕度高血壓、周邊循環障礙及靜脈炎等疾病。

Winterfeld 等人（1992）的研究文獻指出，於療養地對 12 位換心病人應用一系列碳酸泉浴療與輕度的運動復健治療（實驗組），相較於其他 12 位同齡沒有接受浴療與輕度的運動復健治療之換心病人（對照組），碳酸泉浴療對實驗組病人的收縮壓有正向效果（不論是休息或運動時），且其脛骨前肌的周邊循環也有明顯的改善，但是左心室射出分率（left ventricular ejections fraction; LVEF，為心臟收縮功能指標之一）並未改變；故結論為換心病人對於浴療的耐受性良好，而浴療並未造成左心室過多的負擔（overcharge）。

稱號。當泉質中的二氧化碳小氣泡吸附於皮膚表面，造成肢體周邊細小血管的擴張，遂產生明顯的保溫效果，**碳酸泉本身亦可改善心血管功能，故又稱為「心臟湯」。**

曾接受冠狀動脈繞道術（aortocoronary bypass）的缺血性心臟病病人，使用溫泉浴療後，發現碳酸泉可訓練心肌，並增進冠狀動脈之自體調節（autoregulation）與刺激基礎代謝（Krivobokov, Amiiants, Dzhatdoeva, Veres, & Amiiants, 1994）。此外，碳酸泉尚可增強溫受體（warm receptor）的敏感度，進而降低冷受體（cold receptor）的敏感度，當身體處於不感溫度（35 ～ 36℃）或是較低溫的碳酸泉中，其溫感會比淡水（plain water）高出 2 ～ 3℃。

碳酸泉浴療在醫學上的適應症包括高血壓、動脈硬化症、筋肉關節痛、跌打損傷、刀傷、冷體質、更年期障礙等；飲泉則是對於慢性消化器官疾病（如慢性便祕）有不錯的效果。

碳酸氫鹽泉

碳酸氫鹽泉又區分為重曹泉及重碳酸土類泉。總溶解固體量（氣體除外）達 1,000 mg/L 以上，其陰離子主要為碳酸氫根離子，陽離子的成分則是鈉離子。

碳酸氫鹽泉的泉質呈現無色透明貌，可乳化（emulsifies）皮脂及皮膚表面其他分泌物，浴後可讓皮膚變得光滑及具清涼感，謂為「冷之湯」（碳酸氫鈉俗稱小蘇打，具有清潔功能）。

　　浴用及飲泉之適應症為痛風、糖尿病、肝病、膽結石、慢性膽囊炎及慢性消化器官疾病、筋肉關節痛、跌打損傷、刀傷及慢性皮膚病等；因為泉質中的鈉離子成分容易造成心血管與腎臟的負擔，高血壓及腎臟病病人不宜飲用重曹泉（鈉－碳酸氫鹽泉）。日本著名的三大美人湯之一──和歌山縣的龍神溫泉即屬之。

食鹽泉

　　亦稱氯化物泉。總溶解固體量（氣體除外）達 1,000 mg/L 以上，其陰離子與陽離子的主要成分分別為氯離子與鈉離子，由陰陽離子相互結合所產生的氯化鈉泉亦稱為食鹽泉，最著名的高濃度鹽水區域非位於約旦河末端的「死海」莫屬（鹽分＞30%）。「死海」是地表上最低點的湖泊，因其鹽水密度高，任何人皆能輕易地漂浮在死海的水面上。

　　Katz、Shoenfeld、 Zakin、Sherer 與 Sukenik（2012）的研究指出，死海浴療加上當地紫外線的照射，對於乾癬特別有效；而死海泥浴則讓許多風濕關節疾病，包括類風濕性關節炎、乾癬性關節炎、僵直性脊椎炎及膝退化性關節炎均獲得改善。更有研究文獻顯示含有死海泥之面膜可用以治療皮膚疾病（Abu-Jdayil & Mohameed, 2006）。

　　經食鹽泉浴，水分蒸發後，其**食鹽成分會與皮膚表面的脂肪及蛋白質結合形成一層薄膜，可防止體熱散失而達到保溫效果，**

為有益於老年人的「溫熱之湯」，且可緩和神經痛及筋肉關節痛等疼痛症狀。

　　適應症為筋肉關節痛、跌打損傷、扭傷、冷體質、慢性婦女病、月經障礙及病後之恢復。而浴用及飲泉有助於慢性消化器官疾病（如慢性便祕），對於高血壓、腎臟病及心臟病患者，身體若出

食鹽泉既是「熱之湯」，也是「胃腸之湯」

　　依泉水中鹽分濃度不同，食鹽泉又可分強食鹽泉（鹽分濃度為每公升泉水 14g 以上）與弱食鹽泉（鹽分濃度為每公升泉水 5g 以下）。

　　自古以來，食鹽泉就被稱為「熱之湯」，具有很強的保溫效果。由於入浴時，食鹽泉的泉質會與皮膚表面的皮脂結合形成一層阻絕熱蒸發的膜狀物，因此阻塞到汗腺，抑制皮膚的出汗功能，因而熱的釋放變少了──浴後身體就持續地保持溫暖的狀態而比較不易受涼。一般建議浴後不要用自來水將皮膚上的食鹽泉沖洗掉，以確保其溫熱療效；此外，食鹽泉也有促進血液循環與緩解神經、肌肉、關節等疼痛之效果。

　　此外，食鹽泉也被稱為「胃腸之湯」，因為飲用食鹽泉後可促進胃酸分泌、增加食慾及糞便排放，有助於緩解便祕，但必須注意的是：切勿過度飲用，因為泉質中有鈉離子──攝取過多，會加重心臟及腎臟的負擔。

現浮腫時則不宜飲用食鹽泉，避免泉質中過多的鈉離子造成心血管及腎臟的負擔。

硫酸鹽泉

分為石膏泉、芒硝泉與苦味泉。總溶解固體量（氣體除外）達 1,000 mg/L 以上，其陰離子主要為硫酸根離子；泉質呈無色或淡黃色、味苦，與**食鹽泉同具保溫效果，並有促進人體末梢循環**

•───── 硫酸鹽泉既是「中風之湯」，也是「傷湯」─────•

依照硫酸根離子與所結合不同的陽離子，硫酸鹽泉可分為：芒硝泉（鈉 - 酸鹽泉）、石膏泉（鈣 - 酸鹽泉）、正苦味泉（鎂 - 酸鹽泉）、明礬泉（鋁 - 酸鹽泉）與綠礬泉（鐵 [II] - 酸鹽泉）。

日本自明治維以降，依據以往戰時戰傷溫泉浴療使用的經驗，所有在有溫泉的軍隊駐地附近大都會常設一溫泉陸軍分院以便於部隊官兵之療治與休養，而北投溫泉於開發之初時就是依慣例在有溫泉的北投地區設立了軍隊的溫泉分院。北投溫泉為硫酸鹽泉，日據時期日軍陸軍衛戍（日本陸軍軍隊永久於一地駐屯之意）醫院北投分院（現三軍總醫院北投分院）就曾經利用北投溫泉來治療日俄戰爭（1904 年 2 月 8 日～ 1905 年 9 月 5 日）時期的日本傷兵，而這也大致說明了硫酸鹽泉除了是中風之湯外，也為傷湯的緣故。

之作用，為預防動脈硬化症的「中風之湯」。而同為日本三大美人湯之一的群馬縣川中溫泉（鈣‐硫酸鹽泉）也被認可具有美化肌膚的功能，故稱「美膚之湯」。

屬於硫酸鹽泉的石膏泉，其浴用及飲泉之適應症為高血壓、動脈硬化症、糖尿病、慢性皮膚病、跌打損傷、扭傷、筋肉關節痛等；芒硝泉對於高血壓、動脈硬化症及外傷有助益，對於膽結石、便祕、糖尿病及痛風也能藉由浴用及飲泉來緩解；而**苦味泉**的療效則與石膏泉及芒硝泉相同。

── 金之湯、銀之湯 ──

日本兵庫縣有馬溫泉於豐臣秀吉時代就是鑲金包銀的歷史之泉，謂之金之湯（鐵泉）乃為新鮮溫泉老化後似黃金赤褐色之泉質外觀，而銀之湯（碳酸泉）則是呈現銀質無色透明般的溫泉，不論是金之湯或是銀之湯，此兩湯號都有著國際上的認證是不可隨意盜用！

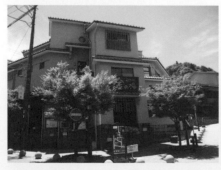

▲金之湯

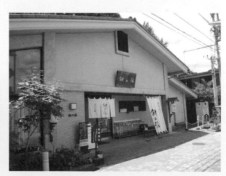

▲銀之湯

鐵 泉

泉質的主要成分為濃度大於 20 mg/L 以上的總鐵離子。浴用適應症為經期不適、筋肉關節痛、更年期障礙及慢性皮膚病等，而浴用及飲泉則有益於缺血性貧血、慢性消化器官疾病及痔瘡。

硫 磺 泉

亦稱硫化氫泉。泉質的主要成分為濃度大於 2 mg/L 以上的總硫磺（$HS^- + S_2O_3^{2-} + H_2S$）。硫磺泉刺激性較強，通風不良的浴室中入浴容易發生硫化氫中毒的風險。

硫化氫泉與碳酸泉同時具有擴張血管之作用，而且皮膚周邊血流量與泉質濃度成正相關（碳酸泉是 500 ～ 1,600 mg/L，硫化氫泉則為 6 ～ 35 mg/L）；其適應症為高血壓、動脈硬化症、慢性皮膚病、慢性婦女病、筋肉關節痛及痔瘡等，浴用及飲泉針對慢性消化器官等疾病、糖尿病、便祕及痛風的患者皆有助益。

酸 性 泉

泉質的主要成分為濃度大於 1 mg/L 以上的氫離子。外觀是無色或微黃褐色的強酸性泉質，具有殺菌作用；其中最具代表性的溫泉為秋田縣玉川溫泉及群馬縣草津溫泉。

酸性泉對皮膚的刺激作用較為強烈，入浴時會有刺痛感，故

臉部應避免浸泡預防造成眼睛傷害；皮膚敏感者最好浴後沖洗身體以免殘留之泉質引發皮膚炎；同理，酸性泉的口感偏酸並帶有刺激性，記得要先稀釋後方可飲用。此類療養泉的適應症為慢性皮膚病、慢性婦女病及消化器官疾病、筋肉關節痛及糖尿病。

痰之湯

　　日本的硫磺泉稱之為「痰之湯」，主在於硫磺泉浴時會吸入從水面釋放出之硫化氫氣體，而硫化氫對於痰液具有裂解之效果，所以有利於痰的咳出，所以在日本一般是常使用在慢性支氣管炎及痰多之支氣管支擴張症的長者上，而鼻炎、副鼻竇炎及口腔炎也是使用對象；在德國也是利用硫磺泉蒸氣之吸入療法來治療慢性支氣管炎、支氣管支擴張症等痰多的患者。

　　硫磺泉質的適應症為高血壓、動脈硬化症、慢性皮膚病、慢性婦女病、筋肉關節痛及痔瘡等，浴用及飲泉對慢性消化器官疾病、糖尿病、便祕及痛風的病人皆有助益。根據日本的經驗：硫磺泉浴可治療重金屬中毒（如鉛、汞），將汞等重金屬結合成無毒的硫化物排出體外，另連續飲用硫磺泉也具有降血糖之效果。畢竟，硫磺泉的刺激性強，泉中所含之硫化氫氣體在一定濃度以上是有毒的，臺灣空氣中硫化氫氣體的濃度上限為 20ppm。人長期在密閉通風不良的浴室裡泡硫磺泉會有硫化氫中毒的風險，所以室內維持空氣充分的流通很重要！

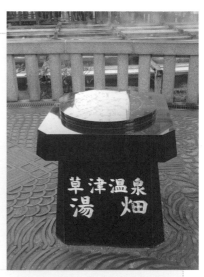

▲ 絕無僅有世界級的草津溫泉湯畑

━━ 老祖宗的溫泉智慧 ━━

草津溫泉的自然湧泉量是日本第一，每分鐘之湧出量高達 3,2000 公升以上，其源頭是活火山的草津白根山，由於草津溫泉的泉源溫度動輒90℃以上，所以在湯客們使用前就必須設法降溫，於是有了「湯畑」的設計，而湯畑的另一項功能是便於溫泉湯花之採集。

草津溫泉最大泉源處之湯畑在設計上就宛如溫泉田般，讓滾燙之溫泉水從地底冒出後馬上散布整個湯畑即刻降溫，也就是說，將泉源處高溫的溫泉導引通過縱橫列式的導湯松木管架，讓流動的溫泉水在與山區冷空氣有了大面積之接觸後便於達到入浴需求的溫度，這是一種需要立即使用高溫溫泉且又能維持原湯不加水的降溫絕妙設計，算是日本老祖宗們的生活智慧。

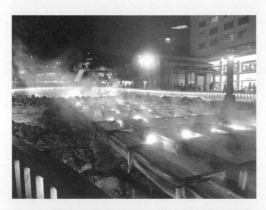

▲ 日本草津溫泉夜裡在燈光的陪襯下化身為炫麗奪目的湯畑（熱水田）

放射能泉

氡泉泉質的主要成分為 3/1,000,000,000 curie/L 以上的氡氣活性。因泉質中的放射能氣體於泉水湧出後很快便會消散，所以不需過於擔憂游離幅射的問題。

氡泉的適應症為高血壓、動脈硬化症、慢性皮膚病及慢性婦女病；浴用及飲泉則對痛風、慢性消化器官疾病、神經痛、膽結石、筋肉關節痛有幫助。

奧皇也鍾愛的氡氣溫泉

國際聞名的氡泉療浴，就屬奧地利「佳思坦癒療隧道」（Gastein Curative Tunnel）的氡氣吸入療法最為人所知曉，連音樂家舒伯特、德國威廉一世及鐵血宰相俾斯麥等大人物皆慕名而來。奧地利 Radhausberg 之 Badgastein-Bockstein-Thermalstollen Spa 之氡氣活性達療養標準（4.5 nCi/L），其適應症為風濕症、類風濕性關節炎、僵直性脊椎炎、血管疾病、內分泌疾病、口腔疾病與老人病等。

體驗者經由醫師檢查身體之後便會穿上浴袍，搭乘小火車進入長達 2 哩且充滿放射能氡泉的廢棄金礦隧道中，沿途經過 4 處溫度逐漸升高的房間，在醫師們的伴隨之下，於不同的治療站接受浴療。

單 純 泉

　　單純泉是泉溫 25℃以上，泉質總溶解固體量（氣體除外）小於 1,000 mg/L 的溫泉；**質淡且刺激性低、無味無色，是非常適合老年人浸泡的「中風之湯」及「神經痛之湯」**。適應症乃對於病後恢復期、術後及骨折外傷療養均有效果；飲泉則可舒緩輕微腸胃炎。在日本富有「名湯」美名的道後溫泉（*愛媛縣*）、湯布院溫泉（*大分縣*）及下呂溫泉（*岐阜縣*）等，與素有日本三大美人湯之稱的湯之川溫泉（*島根縣*）都是屬於單純泉。

──── 療養泉中具有爭議性的成分 ────

　　1978 年，日本環境廳自然保護局公布療養泉所含物質中，除了總溶解固體量、游離二氧化碳、總鐵離子、氫離子、總硫磺及氡氣外，還包括其他成分，例如：含銅─鐵溫泉的銅離子（Cu^{2+} *大於 1 mg/L 以上*）或是含鋁溫泉中的鋁離子（Al^{3+} *大於 100 mg/L 以上*）；含鋁泉可抑制發汗並對皮膚發揮收斂作用，其適應症為手足多汗及皮膚等疾病。鋁屬於元素週期表的硼族元素，鋁中毒（*劑量大於 50 μg/L*）時可能產生軟骨症、貧血與類似失智症等腦病變。

　　就醫療安全的角度來探討，鋁離子之所以具爭議性在於飲用方面，鋁雖具有輔助胺基酸組合成礦物質之功能，然而攝取過量的含鋁溫泉水，仍有引起腦神經病變之疑慮，故不建議作為飲泉。

Q14. 泡「放射能泉」是否安全？

　　放射能泉危險嗎？按照日本溫泉泉質劃分，放射能泉分為氡泉及鐳鹽泉，氡泉乃指空氣中含有氡氣之溫泉，而鐳鹽泉則是泉水內含鐳鹽的溫泉。

　　自由基是人體老化及疾病的元兇，過多的自由基會對人體進行氧化傷害，而依據 Yamaoka 等（2004）的研究，**氡泉浴療具有增強抗氧化的功能，能夠抑制體內脂質過氧化反應與總膽固醇產生，增加 α（alpha）心房利鈉肽、β（beta）腦內啡、促腎上腺皮質激素、胰島素與葡萄糖 6- 磷酸鹽脫氫酶的濃度，並且可以減少血管加壓素的濃度。**

　　氡泉治療之所以能預防生活方式相關之疾病在於其抗氧化反應與免疫抑制作用，這也是氡泉可以減緩高血壓、退化性關節炎（疼痛）與糖尿病的機轉之一。至於**鐳鹽泉則對於痛風、動脈硬化症、高血壓、慢性膽囊炎及慢性皮膚病有助益。**

　　但另一方面，單論氡氣（鐳輻射衰變產物）本身，則是典型的室內空氣污染源，會滲入土壤與地下水中，具有致癌性，室內氡氣所引發的肺癌約占所有肺癌的 1％，因此，USEPA（美國環保署）的限制標準行動值為 4 pCi/L ！

　　放眼當今，除了日本，奧地利與捷克等國，也對「放射能泉」〔請參考第 114 頁（Q13. 日本有所謂的療養泉，這是指有療效的

溫泉嗎？）「放射能泉」一節〕情有獨鍾，可能是這些國家認為放射能泉的醫療效益遠遠高於癌變的風險吧！？

根據日本的研究報告顯示：居住於放射能泉附近居民的癌症發生率相較於其他地區居民並無差異，也就是說，放射能區的居民並未有較高的癌症發生率。日本環境省曾請「日本溫泉氣候物理醫學會」針對放射能泉對健康危害的可能性進行調查，發現日本並沒有會致癌的放射能泉，而放射能泉所含之放射能對於人體應該是有益處的，而上述之理論基礎主要是來自於岡山大學醫學部對三朝溫泉放射能泉的研究。

日本之放射能泉的微量放射能大多與該地的花崗岩地質有關，基於激效（Homeosis）理論，短時間裡，適度接觸低劑量放射能，不僅對身體無害，反而可以活化免疫細胞——譬如岩盤浴，其岩盤上就具有微量的放射性，加上溫泉的溫熱效應，將溫泉的療效大大地提升！

何謂激效（Hormesis）理論？

　　毒理學之父——巴拉塞爾對於毒物有其精闢的見解：沒有一種物質本身就是毒物，而是劑量使它成為毒物，正確劑量決定它是毒物或良藥，而職業毒物學中的「激效理論」在於毒物會在身體上產生低於抑制濃度之刺激力，其適度的刺激（moderate stimulation）來自於低劑量的反應。當今，適當低劑量的砒霜有被拿來作為治療癌症（包括淋巴癌和多發性骨髓瘤）的藥物。

　　我們都知道過量的重金屬對人體是有害的！但是許多「微量」或「超微量」的重金屬卻是人體所必需的，像是微量的礦物質銅及錳，因為能與超氧化物歧化酶（SOD,superoxide dismutase）結合，除去人體細胞內的游離自由基，所以具有抗氧化的功能；超微量的鉻是維持人體正常葡萄糖耐量所必需的元素，也是胰島素的輔助因子，可以使胰島素的效能增加，再加上鉻可幫助脂肪代謝，因此對降低體重（減肥）有不錯的效果。鉛對於人體具有毒性，但在自然醫學的「同類療法」中常以超微量的鉛做為醫治動脈硬化、帕金森氏症及老人失智症的醫療處方。

　　至於有關游離輻射的激效理論，Zdrojewicz & Belowska——Bien（2002）的研究指出：激效理論是「低劑量」游離輻射有利於生物效應的最好說明，像是氡氣對於自由基的轉換、核酸的修復及免疫調節過程等皆有著重大的影響，所以有助於治療慢性疼痛症候群、內分泌及循環呼吸系統疾病。

Q15. 改善肩頸腰背痠痛，該如何正確泡溫泉？

現代人因工作關係經常久坐、連續假日徹夜看電視，或當低頭族、手滑族，日日滑手機十幾個鐘頭，肩頸長期不動的情況下，肩頸痠痛早已成為時下的文明病。

除了肩頸痠痛外，下背痛也是現代人常見的問題。下背痛泛指腰部不適或疼痛，疼痛時間 3 個月以內，稱為急性下背痛，若超過 3 個月，則屬慢性下背痛。引起下背痛的原因多由於長期姿勢不良，使得脊椎承受不正常壓力所導致，或軟組織受傷、椎間盤突出、退化性關節炎（骨刺）、壓迫性骨折或其他下腹部內臟（如

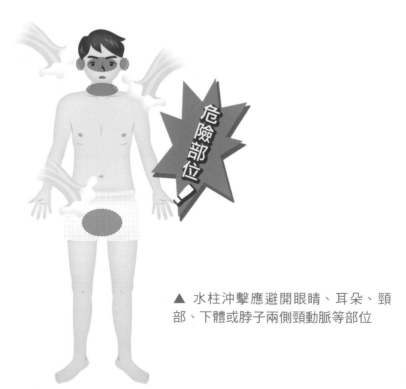

▲ 水柱沖擊應避開眼睛、耳朵、頸部、下體或脖子兩側頸動脈等部位

129

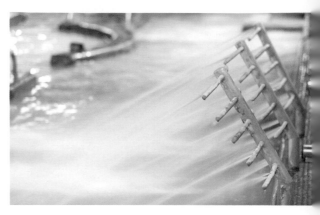

泌尿生殖系統）的問題；下背痛的診斷有時還需輔以放射學之檢查方能確定。

對於肩頸及腰背的痠痛，西醫不外乎開具止痛藥及肌肉鬆弛劑的處方，若擔心止痛藥傷胃、腎副作用的民眾，除培養良好生活習慣的同時，也可考慮溫泉浴，如淋浴、沖擊浴或溫熱的手浴等。藉由手浴，手部溫熱、放鬆後可緩解肩部僵硬及疼痛的不適感。

至於沖擊浴，因為每個人的身體狀態及對水柱沖擊力道的感受度皆不同，所以在使用沖擊浴時最好是從水柱力道較小──如淋浴開始，待適應後再逐步使用較大、較強勁的水柱。水柱按摩肩頸的範圍應以後頸下方及肩背部為主，建議避開眼睛、耳朵、頸部、下體或脖子兩側頸動脈等人體較脆弱的部位；並且在沖肩

改善肩頸腰背痠痛的溫泉療法

泉質	不限
泉溫	38 ～ 40℃
浴法	淋浴、沖擊浴、手浴
頻率	1 日 1 次開始，通常每日 2 ～ 3 次
禁忌	頭頸部、腎臟、脾臟及腹部須避免強力水柱沖擊

頸前，先用手感覺一下水柱之強度是否合適，再決定要不要使用，若感到水柱力道太強，千萬不要勉強，因為只要一個不小心，便很可能受到水柱的沖擊傷害。

國泰醫院復健科物理治療師簡文仁曾表示，強力水柱沖擊全身會帶來按摩般的舒暢感，但某些敏感部位（**尤其頭頸部、腎臟、脾臟及腹部**）則需特別留意，因為強大的水柱力道易造成腦膜下出血或腦震盪，而肋骨下緣遭受沖擊時，也可能會導致脾腎破裂。

Q16. 改善慢性關節疼痛，該如何正確泡溫泉？

任何疾病在急性發作期都不建議進行溫泉浴！自然也包括急性關節炎，因為溫泉的熱效應會加速關節發炎部位腫脹。發生紅、腫、熱、痛急性炎症反應的 48 小時內要冰敷，方能有效消炎止痛，反之，亞急性期及慢性期的痠痛才可以進行熱敷，以促進組織癒合及循環、減低腫脹及淤青的現象。

溫泉浴療較適合「慢性」風濕病患，作用機轉為鎮痛、改善末梢循環、活化腦下垂體及腎上腺皮質與調整自主神經的機能，對神經、肌肉、關節等疼痛有一定的效果，除了可以緩解風濕病患者在晨間關節會僵硬與疼痛外，也可以提升關節的活動力，並減少服用的藥物，除此之外，日常生活活動（ADL）都能獲得改善，情緒不滿、對未來的不安感也會隨之減輕。另外，日本的研究也

發現浸泡 15 分鐘、水溫 41℃ 的人工碳酸泉浴亦可緩解風濕性關節疼痛及腰痛。

退化性關節炎

退化性關節炎又稱為骨關節炎（osteoarthritis），是一種與年齡老化相關的關節炎，也是老年人最常見的慢性關節疾病。主要是因為關節周圍的軟骨遭受經年累月的磨損，導致關節部位腫痛，而症狀於長期站立或負重時尤其明顯；長期受侵犯的關節會造成贅生骨（骨刺）增生，大多發生在承重關節（如膝關節）或手指末端之指間關節。

Kovács 與 Bender（2002）於匈牙利切爾凱瑟勒（Cserkeszolo）的水療中心為 58 位退化性關節炎病人進行研究，實驗組接受每日 30 分鐘的溫泉浴療，療程為期 15 天，而對照組僅以自來水浴療；3 個月後，兩組不論是肌肉或骨骼狀態（步行、爬樓梯、關節活動度、觸診壓痛程度、醫師意見及病人主觀評量等）皆有改善，但溫泉效果優於自來水浴療。

類風濕性關節炎

類風濕性關節炎屬於一種慢性對稱多發性的關節炎，主要侵犯部位為手部的小關節，早期若沒有接受完善治療，除了關節會快速變形影響日常的生活機能，甚至還會有殘廢的可能；此外，

實驗證實溫泉浴療具有消炎止痛的作用

食鹽泉浴、硫磺泉浴、泥浴或砂浴等溫泉浴療，都可以促進血液循環及身體保溫，而減緩關節疼痛；放射能泉的腎上腺皮質刺激作用則可增加血中可體松（cortisol）的濃度，而達到關節消炎止痛的效果。

一項前瞻性的雙盲對照實驗，讓 188 位退化性關節炎病患（腰椎 95 位、膝關節 64 位、髖關節 29 位）於法國 Vichy 溫泉療養地接受為期 3 週的浴療，評估標準為疼痛、功能損害、生活品質指標及止痛藥的使用量等；6 個月過後，實驗組上述的改善情形仍舊繼續維持，由此看來浴療（3 週）對於退化性關節炎有著延長療效的助益（Nguyen, Revel, &Dougados, 1997）。而另一篇關於 42 位（30 ～ 55 歲）纖維肌痛病患浴療效果的隨機研究也發現，浴療對於纖維肌痛症候群病患是有效的，也許可以作為替代療法。

此外，Franke、Reiner、Pratzel、Franke 與 Resch（2000）長期追蹤 60 位類風濕性關節炎的住院病人，以隨機假對照的模式進行氡泉復健浴療（連續 15 次）的研究，實驗組為天然氡氣（1.3 kBq/L）與二氧化碳（1.6 g/L）；對照組則單純接受人工碳酸泉之浴療，發現兩組病人的臨床症狀及指標（疼痛強度與功能限制）都獲致顯著改善。兩組之間雖無明顯差異，然而 6 個月過後，只有實驗組的臨床效果仍然持續著，而對照組卻回復到浴療前的狀態。

類風濕性關節炎亦會侵犯關節以外的組織（包括眼睛、心血管及肺臟等器官）。

溫熱的溫泉浴可以改善血液循環，如碳酸泉足浴所增加的血流量是同溫度自來水浴的 3 倍，在血流加快、順暢的情況下，局部痠痛部位的乳酸等疲勞物質及緩激肽（Bradykinin）等發痛物質很快就會被血流帶走——緩解肌肉的僵硬、痠痛。

類風濕性關節炎患者如想從事溫泉療法，建議選擇淡泉、重碳酸鈉泉、硫酸鹽泉或硫化氫泉，泉溫維持 40 ～ 43℃，採全身或局部浸浴，每次 20 ～ 30 分鐘，每日 1 次。

改善慢性關節疼痛的溫泉療法

泉質	淡泉、重碳酸鈉泉、硫酸鹽泉或硫化氫泉
泉溫	40 ～ 43℃
浴法	全身浴或局部浴
頻率	每次 20 ～ 30 分鐘，每日 1 次
禁忌	急性發作期禁止

Q17. 改善痛風，該如何正確泡溫泉？

痛風（Gout）是嘌呤代謝障礙造成尿酸累積所引起的疾病，當尿酸結晶沉積在關節內便會引發急性的關節炎，所以又稱為代謝性關節炎，臨床上分為無症狀之高尿酸血症、急性痛風性關節

炎、發作間期及慢性痛風性關節炎（痛風石）等四期。要減少痛風發作，平日就應避免食用過量的高普林（purine）食物（如內臟、濃湯或海鮮）、控制體重、不過量飲酒（尤其是啤酒）及多喝水等。

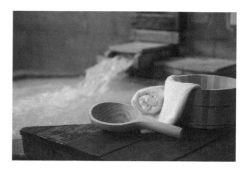

▲ 痛風急性發作時不能泡溫泉

痛風的溫泉療法一般選用硫磺泉及食鹽泉為療養泉，主要目的在於減輕關節疼痛及復健療養，故多推薦給慢性痛風性關節炎合併心血管疾病及尿路結石的患者。浴法是浸泡水溫 38 ～ 39℃、20 分鐘的微溫浴，1 天入浴 3 次；此外，也可利用飲泉維持足夠的尿量及尿的鹼性化，以改善高尿酸血症。

日本的三朝溫泉之放射能泉浴可提高尿酸的排泄，又稱為「痛風之湯」，而持續浸泡鹼性單純泉（pH 值 8.1 ～ 8.8），透過靜水壓及溫熱作用，可增加循環血量及腎血流量，加上鹼性飲泉的尿液鹼性化效應，能夠促進尿酸排泄，有助於改善高尿酸血症。

改善痛風的溫泉療法

	浴用療法	飲泉療法
泉質	硫磺泉、食鹽泉	重碳酸鈣泉
泉溫	38 ～ 39℃（微溫浴）	
浴法／飲法	全身浴	每次溫飲 150 ～ 250 ml
頻率	每次 20 分鐘，每日 3 次	每日 1 ～ 3 次不等
禁忌	急性發作期禁止	急性發作期禁止

Q18. 改善高血壓，該如何正確泡溫泉？

高濃度的碳酸泉浴有助於降血壓，適合浸泡的泉溫為 38 ～ 41℃，每日入浴最多 2 次，每次 5 ～ 10 分鐘，尤以午後的溫水浴對於高血壓（Hypertension）的病患較合適。另外，含有二氧化碳的重碳酸鈣泉或硫酸鈣泉可作為飲泉療法，每次溫飲 150 ～ 250 ml，每日 1 ～ 3 次。

若高血壓併有心臟病，入浴時最好採取半身浴，有報告指出，有高血壓及心臟疾病的人會因水壓影響而發生心室期外收縮等心律不整的情形，所以建議水位不要及肩，大約與心臟同高的半身浴才安全，並且浴後記得要補充 200 ～ 400cc 的水分。

根據 Ekmekcioqlu、Strauss-Blasche、Feyertaq、Klammer 與 Marktl（2000）對浴療於動態血壓（ambulatory blood pressure）（註 13）的研究，讓 35 位病人（15 位男性和 20 位女性）接受為期 3 週（每週 2 ～ 5 次，每次 20 分鐘）的浴療後，其動態血壓（24 小時）、日間（上午 7 點至晚上 22 點）與夜間（晚上 22 點至隔日上午 6 點）初期的中、高血壓值均明顯降低。尚有多位高血壓病人從事碳酸泉浴療 28 天後，研究者觀察到其心衝擊描記法

註 13：動態血壓監測（ambulatory blood pressure monitoring;ABPM）指經由手臂上的壓脈帶定期（通常每次間隔 15 ～ 30 分鐘）記錄血壓 1 ～ 2 天內的動態變化；針對血壓幅度波動過大的病人，ABPM 為一種可提供醫師確診及治療高血壓的儀器。

（ballistocardiography，用以追蹤心血管動態之檢查）的變化，發現病人的心臟功能獲得改善，血壓及脈搏數降低。

事實上，**高血壓及心臟功能不佳的患者適合泡所謂的「寢湯」**，也就是人橫躺於淺浴槽中，頭部以下部位浸入水中，以浴槽邊緣或枕墊支撐頭部，讓手腳肢體得以充分伸展的一種浴法。腰、背可以靠在浴槽的底部或坐在浴槽中的椅子上，入浴之泉溫約 37℃（相對低溫）、入浴時間約為 20 分鐘。

因為浴槽較淺的緣故，其靜水壓對於心臟的影響也較小，有助於身心放鬆，適合精神疲療、失眠的患者，而相對於半身浴——此浴法其身體皮膚與溫泉有較大的接觸面，所以在泡溫泉時或是在入浴劑的使用下，其泉質吸收的效力會大大地增加。

改善高血壓的溫泉療法

	浴用療法	飲泉療法
泉質	高濃度的碳酸泉	碳酸鈣泉、硫酸鈣泉
泉溫	38 ～ 41℃	40 ～ 50℃
浴法／飲法	全身浴（合併心臟疾病者，宜採半身浴）	每次溫飲 150 ～ 250 ml
頻率	每次 5 ～ 10 分鐘，每日最多 2 次	每日 1 ～ 3 次
禁忌	血壓達 180/100 mmHg 以上、每分鐘心跳次數超過 100 下，及心肌梗塞、腦血管障礙急性期禁泡溫泉	

高血壓患者安全泡溫泉注意事項

· 更衣室的室溫要 15℃以上。尤其冬季天冷，入浴時要有溫暖的更衣室。

· 避免晨間入浴，建議氣溫回升的午後從事溫水浴為佳。以微溫浴較適合（適合的水溫範圍約 38 ～ 41℃），且必須先沖洗身體後再入浴。

· 入浴時間不宜過長，並且要避免突然入浴，例如未試過水溫，就突然跳入溫泉水池中。

· 每日入浴最多 2 次，每次 5 ～ 10 分鐘。

· 入浴時要注意是否有頭暈、噁心、心悸等不適症狀。

· 有極度疲勞、空腹、飯後、激烈運動後、飲酒後、剛服用心血管藥物等情形，都要避免立即入浴。

· 若有併發心肺合併症或肢體麻痺時，須注意避免摔倒。

· 心臟病患者宜採半身浴。

· 浴後補充 200 ～ 400 ml 的水分。

· 須兼顧飲食及運動療法。

· 血壓高達 180/100 mmHg 以上、每分鐘心跳次數超過 100 下或正處於心肌梗塞、腦血管障礙的急性期禁止入浴。

Q19. 改善糖尿病，該如何正確泡溫泉？

糖尿病（註14）近年來在臺灣十大死因排行榜中居高不下，歸因於國人飲食與生活習慣的改變。但若想要利用溫泉治療糖尿病，是不夠的，建議要配合運動浴、散步等運動療法，及搭配控制卡路里的飲食療法。根據 Krashenitsa 與 Botvineva（1992）的研究，讓非胰島素依賴型（第二型）糖尿病病人飲用口感略帶酸味的氯 - 碳酸氫鈉泉，不僅能有效控制立即性或延遲性的糖血症和胰島素血症，也改善了體內胰島素及升糖素的不平衡狀態，然而隨著泉水的礦化程度與碳酸氫鈉濃度之變化，出現的反應也不盡相同。

高濃度的碳酸泉可改善胰島素抗性患者的血糖值，根據日本大分縣長湯溫泉（碳酸泉）浴療 15 日的調查發現血糖有下降的情形。伊藤教授認為，持續的碳酸泉浴可讓熱休克蛋白質（heat shock protein, HSP）上升、增加肌肉質量、提高肌肉細胞葡萄糖的吸收量，因而降低血糖，同時，他也認為人工碳酸泉相較於天然碳酸泉有較高二氧化碳的濃度，所以降血糖的效果應該更佳。

另外，關於日本北海道弟子屈町的川湯溫泉（湧出時的泉溫為 55.0℃、pH 值為 1.98，屬於強酸性硫黃泉）的糖尿病治療研究

註14：依據美國糖尿病學會判定糖尿病標準診斷為：①隨機血糖（無論空腹與否）200 mg/dl 以上，同時合併出現喝多、尿多及吃多與體重下降等症狀；②空腹靜脈血糖有 2 次 140 mg/dl 以上；③空腹靜脈血糖小於 140 mg/dl，但給予口服葡萄糖 75 g（葡萄糖耐量試驗）於 2 小時後靜脈血糖為 200 mg/dl 以上。

發現，持續 4 週飲用五倍稀釋的川湯溫泉水 200cc 後，血糖值的上升度明顯下降，糖化血紅素值也降低。**糖尿病治療可採取浴用或飲用**，浴用建議選用淡泉、氯化鈉泉、硫酸鹽泉、重碳酸鈉泉、硫化氫泉或氡泉等泉質，泉溫維持 39 ～ 40℃，採全身浸浴，每次 15 ～ 20 分鐘，每日 1 次。飲泉療法則建議選用重碳酸鹽泉、氯化鈉泉、硫酸鹽泉與硫化氫泉等，每次飯前 15 ～ 20 分鐘溫飲少量，每日 1 ～ 3 次。

糖尿病浴溫泉療的禁忌症為酮酸中毒、增殖性網膜症、腎臟病合併持續性蛋白尿、高度自律神經障礙、急性感染或重症心循環機能障礙等，另外，溫泉浴會增快血液循環，進而加速胰島素吸收，而泡溫泉時不經意對注射部位的擦洗動作更會造成低血糖，所以對於**使用胰島素的糖尿病患，入浴前 30 分鐘至 1 小時要避免注射胰島素！以免造成低血糖的不良反應，不可不慎。**

改善糖尿病的溫泉療法

	浴用療法	飲泉療法
泉質	淡泉、氯化鈉泉、硫酸鹽泉、重碳酸鈉泉、硫化氫泉、氡泉	重碳酸鹽泉、氯化鈉泉、硫酸鹽泉、硫化氫泉
泉溫	39 ～ 40℃	40 ～ 50℃
浴法／飲法	全身浴	每次飯前 15 ～ 20 分鐘溫飲少量
頻率	每次 15 ～ 20 分鐘，每日 1 次	每日 1 ～ 3 次
禁忌	・ 使用胰島素的糖尿病患，入浴前 30 分鐘至 1 小時要避免注射胰島素 ・ 酮酸中毒、增殖性網膜症、腎臟病合併持續性蛋白尿、高度自律神經障礙、急性感染或重症心循環機能障礙	

Q20. 改善高血脂，該如何正確泡溫泉？

　　血中所含的脂肪簡稱血脂，主要包含膽固醇（cholesterol）與三酸甘油酯（triglyceride），當這兩種血脂濃度過高時即稱之為高血脂症（Hyperlipidemia）。高血脂症除了會導致心臟疾病之外，也與腦中風、高血壓、糖尿病、腎病等慢性疾病息息相關。

　　根據 Goszcz 等人（1997）於波蘭溫泉小鎮 Solec（以硫化氫溫泉著稱）的研究，發現由血脂（膽固醇與三酸甘油酯）過高的動脈硬化閉塞症病人飲用硫化氫泉水 50 ml，每天 3 次，為期 4 週後，測得病人血液中的總膽固醇、三酸甘油酯及低密度脂蛋白膽固醇濃度皆有顯著下降，而高密度脂蛋白膽固醇濃度則是不受影響。

　　另一項針對退化性關節炎病人進行隨機年齡匹配對照的研究，則發現 19 位受試者在溫泉療養地接受為期 3 週的硫化氫泉浴療（實驗組），另外 19 位僅接受一般水療（對照組），浴後，實驗組體內的超氧化物歧化酶（superoxide dismutase; SOD）（註15）活性呈現明顯的下降，總膽固醇及低密度脂蛋白膽固醇亦有顯著的降低，反觀對照組數值卻是上升，兩組的三酸甘油酯均無顯著的降低，而高密度脂蛋白膽固醇只有輕微的改變；此研究結果發現硫化氫泉的療效除了有改善血脂的傾向，更可減少氧化壓力（oxidative stress）（註16）的產生（Ekmekcioqul, Strauss-Blasche, Holzer, & Marktl, 2002）。

Q21. 改善腸胃道疾病，該如何正確泡溫泉？

消化系統疾病所適用之溫泉療法包含消化性潰瘍（回復期）、慢性胃炎、非潰瘍性消化不良、腸躁症、便祕、痔瘡、膽囊炎及慢性肝炎等；而飲用礦泉可能有助於胃腸功能障礙疾病（如功能性消化不良、腸躁症、功能性便祕及膽道功能障礙）。

一項關於烏德穆爾特共和國（俄羅斯聯邦）的療養院研究，發現飲泉能夠治療慢性萎縮性胃炎合併慢性膽囊炎及膽道運動障礙（biliary dyskinesia），不僅有助於臨床症狀的恢復，更可改善膽囊濃縮與膽汁分泌的能力（Gorbunov & Korepanov, 1997）。

溫泉泉質與溫度可以影響胃的生理機能。在日本，有所謂的三大「胃腸病之湯」，即四萬溫泉（群馬縣）、峩峩溫泉（宮城縣）與湯平溫泉（大分縣），飲用後，會增加胃黏膜的血流量、提高胃的蠕動及分泌機能、預防胃炎及胃潰瘍的再發及治癒力的提升。

註 15：超氧化物歧化酶為可以清除自由基的一種酵素，也是人體對抗自由基的第一道防線。當身體吸入氧氣進行新陳代謝時，就會產生超氧離子（O_2^-）自由基，若不予以消除則會於體內產生連鎖反應並破壞細胞，是人體老化及產生疾病的元兇；超氧化物歧化酶可以消除超氧離子，轉化成對人體無害的水及氧氣。隨著年紀漸增，超氧化物歧化酶的濃度趨減，同時自由基的含量便逐漸累積。天然的超氧化物歧化酶常見於大麥草、花椰菜、甘藍菜芽、甘藍、小麥草及大部分的綠色植物中。

註 16：氧化壓力是指當自由基與抗氧化物間處於不平衡的狀態，也就是說人體內的自由基數量過多，加上體內抗氧化劑量不足時，人體因而無法抵擋氧化自由基的攻擊，遂對細胞組織造成氧化壓力之傷害。

碳酸氫鈉泉（重曹泉）可中和過多的胃酸、緩和胃幽門痙攣，弱食鹽泉及碳酸泉則會增加胃黏膜的血流，促進胃液的分泌與胃部蠕動。

飲泉一般是以溫泉的自然溫度來飲用，如前文所述，可分為溫飲（40～50℃）和冷飲（20～25℃）兩種，至於飲用所需之溫度則依病情和治療目的而定。基本上，**溫飲（40℃～50℃）會抑制胃液的分泌，適合於胃酸過多者，而冷飲（20℃～25℃）會刺激胃液分泌，適合慢性萎縮性胃炎等胃酸分泌不足者。**

腸胃道疾病種類眾多，建議進行溫泉浴療之前，要先諮詢胃腸專科醫師的醫療意見。

Q22. 改善呼吸道疾病，該如何正確泡溫泉？

呼吸道是呼吸時空氣所流經之通道，以聲帶為界，分上、下呼吸道，上呼吸道包括鼻、咽、喉與鼻竇，下呼吸道包括氣管、支氣管及肺臟。上至鼻腔下達肺泡的氣道所生之疾病稱之為呼吸道疾病。呼吸道疾病的溫泉療法主要是治療氣喘、慢性阻塞性肺病（呼吸道及肺實質因慢性發炎而導致不可逆的呼吸道阻塞疾病）等阻塞性換氣障礙之疾病，食鹽泉及單純泉為使用之泉種，結合溫泉泳池的水中運動、礦泥濕布療法及吸入療法三種療法，是為複合式的溫泉療法。

●**溫泉泳池的水中運動**：於室內溫泉池（水溫 30℃、室溫 26℃）進行步行、游泳、屈伸運動等運動訓練，每次 30 分鐘。在水中進行步行運動，要挺胸步行並盡可能抬高膝部；游泳運動以讓胸廓達到最大活動量的運動為原則（如蛙泳）；屈伸運動則是在膝蓋彎曲時，於水中吐氣，膝蓋伸展時，於水上吸氣。

●**礦泥濕布療法**：仰臥躺於床上，用布包覆 42 ～ 43℃的黏土礦泥置於背下，上半身蓋上毛巾被，如此熱敷 30 分鐘，可讓細小支氣管內分泌物的黏度下降，利於排出。

●**蒸汽吸入療法**：在歐洲，將食鹽泉霧化後以為吸入療法，主要應用於痰稠的慢性支氣管炎患者。請注意，以上三種療法不可自行操作，皆需在醫療院所內，由專業的醫師團隊來完成。

氣 喘

氣喘即俗稱的哮喘，是一種支氣管慢性發炎反應的疾病，因氣管、支氣管受刺激而產生痙攣、收縮、黏膜水腫及分泌大量黏液，而造成呼吸道阻塞及呼吸困難等症狀。

溫泉療法對於氣喘的作用機轉有二：(1)呼吸道的淨化與黏膜的正常化（直接作用）：呼吸道阻力下降、主觀症狀、換氣機能與過敏性的改善；(2)免疫力的增加與全身狀態的改善（間接作用）：強化呼吸肌和腎上腺皮質機能的改善、安定自主神經系統與精神上的放鬆。

　　Tanizaki（1986）想探討難治療（intractable）的氣喘病人能否藉由在溫泉池游泳訓練之浴療以改善其肺功能。透過 30 分鐘的自由游泳訓練（為期 3 個月），此浴療方式不會引發病人的支氣管收縮，研究得到的通氣參數（ventilatory parameters）中，就屬最大呼氣中段流量（maximal mid-expiratory flow; ％ MMF）與 50％及 25％（％ V50、％ V25）用力肺活量，其第 II 型氣喘病人的呼氣流速改善最為顯著；而上述通氣參數上升最多者為 61 歲以上的病人，40 ～ 60 歲間的通氣參數也較年輕病人來的高些。

　　另外，活化之發炎細胞增加所產生的氧自由基被認為是引起氣喘發作原因之一。一項氡氣吸入療法之臨床研究顯示，受試者持續吸入溫泉蒸氣（每次 40 分鐘，每週 1 次，室溫條件 48℃，氡氣濃度為 2,080 Bq/m^3），經過第一次吸入療法後，其第 1 秒用力呼氣容積（forced expiratory volume in one second）及過氧化氫酶

治療氣喘的溫泉療法

溫泉療法	適用泉質	泉溫	治療方法	治療頻率
浴用法	淡泉、氯化鈉泉、碳酸泉、重碳酸鹽泉、硫酸鹽泉、硫化氫泉或氡泉等	38 ～ 39℃	全身浸浴	每次 10 ～ 20 分鐘，每日 1 次
飲泉	重碳酸鈣泉、含鈣氯化鈉泉		飯前 15 ～ 30 分鐘飲用 150 ～ 250 ml	每日 1 ～ 3 次
蒸氣吸入療法	重碳酸鈉泉、硫化氫泉、含鈣氯化鈉泉			每次吸入 15 ～ 30 分鐘，每日 1 ～ 3 次

在第 28 天有明顯增加現象，而超氧化物歧化酶的活性相較未治療前也有明顯增加的情形；第 14 天及第 28 天時，血液中脂質過氧化物的濃度則呈現明顯降低，這代表氫氣吸入療法可藉由提升抗氧化酶（antioxidant enzyme）的活性進而改善氣喘病人之肺功能狀態（Mitsunobu et al., 2003）。

慢性上呼吸道感染

急性上呼吸道感染持續 3 週以上，便可稱為慢性上呼吸道感染。一項關於慢性上呼吸道感染患者的雙盲研究中，對 37 位慢性上呼吸道感染患者（**實驗組**）施以硫、砷、亞鐵泉浴療，另 14 位具相同症狀的患者則以飲用水進行氣霧吸入療法（**對照組**），結果顯示實驗組的鼻呼吸流量提升、上呼吸道纖毛黏液運送功能更佳、細胞學檢查也發現細菌數量減少，漿細胞（plasma cell）、鼻膜黏液中的白蛋白及分泌型免疫球蛋白也有增加（Marullo & Abramo, 1999）。

事實上，早在 1991 年時，Wolf 即將稀釋的等張鹼性鹽水 [brine，源自德國的巴德艾姆斯（Bad Ems）] 使用於被隔離培養的人類上呼吸道纖毛細胞拍動及重建再生的研究，發現在正常生理情況下，鹽溶液（saline solution）對於纖毛拍動頻率方面具有正向但非重要的影響，一旦將纖毛細胞以 1％丙醛溶液破壞後，其細胞的重建再生情形卻是鹽溶液優於生理食鹽水，此結論歸納出人類

上呼吸道被病毒及細菌感染、手術或吸入毒害（noxae）後，巴德艾姆斯的稀釋鹽水對於纖毛細胞拍動，可協助恢復並有加速其重建再生的效果。

嚴重急性呼吸道症候群

嚴重急性呼吸道症候群簡稱「SARS」，是由 SARS 病毒（一種新發現的冠狀病毒）所引起的疾病，民眾尚無抗體以抵禦病毒入侵，其傳播力、毒力、致病力均比一般呼吸道病毒強大，病人可能會發生肺炎，造成肺部纖維化，甚至引發呼吸衰竭而導致死亡；然而，目前能夠用來治療 SARS 的特效藥尚未問世，暫時只能給予支持性療法，也無相關疫苗可供施打。

「泡溫泉究竟可不可以抵抗 SARS？」SARS 流行期間，這是到北投溫泉區泡湯的遊客經常詢問的問題。Wang 等人（2004）針對 SARS 病毒進行下列研究：核殼體蛋白質（nucleocapsid protein; N protein）是病毒體（virion）的主要蛋白質，依據 N 蛋白質的物理及化學性質可得知其穩定性不高。酸鹼中和滴定（acid titration）測試時，當 pH 值接近 5，病毒的 N 蛋白質開始展開（unfold），待 pH 值接近 2.7 時，N 蛋白質呈完全變性；而 SARS 病毒於 35℃的環境時，其 N 蛋白質也會開始展開，至 55℃時則完全變性，此時的 SARS 病毒處於不活動狀態。穩定性低的 SARS 病毒應無法存活在北投青磺泉（高溫強酸）中，所以民眾洗青磺

泉時應該可以放心；但如果罹患的是 SARS 病毒所引發的肺炎，實務上想以高溫強酸性青磺泉的吸入療法來消滅病毒，較為不可行，況且處於急性期肺炎病人也不宜接受溫泉的治療。截至目前為止，醫界尚無藉由溫泉浴療以提升免疫力，進而預防或治療 SARS 病毒感染的文獻報告。

Q23. 中風復健該如何正確泡溫泉？

中風腦血管障礙會遺留手腳麻痺及言語障礙的後遺症，讓身體各個機能回復與維持及肌肉廢用性萎縮的預防是復健治療的終極目標，而溫泉水療即適合作為中風後偏癱及腦性麻痺等患者的復健治療方式。

中風患者若欲從事溫泉療法，建議選用單純泉、碳酸泉、碳酸氫鈉泉及硫化氫泉等，泉溫 40 ～ 42℃，採全身浴，每次 15 ～ 30 分鐘、每日 1 次。

由於中風患者或許有一些後遺症，欲從事溫泉浴療前，建議先洽詢主治醫師，就身體障礙程度、併發症及危險因子進行充分討論後，再安排溫泉浴療。前提是患者的身體及血壓狀況要穩定、避免晨間入浴、泉溫不能超過 42℃，當然家人及看護者也要一同入浴。

另外，中風後有運動麻痺與關節攣縮問題的患者也適合施行

溫泉水中運動來復健，溫泉的
溫熱作用可促進皮膚、肌肉、
肌腱及軟組織的血液循環及
新陳代謝，並可緩解僵硬與疼
痛感。水中運動的模式包括麻
痹側手腳可緩慢地朝各方向
移動，身體則可扭轉運動。

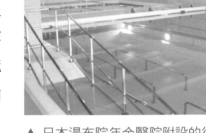
▲ 日本湯布院年金醫院附設的復健池（本
照片由張君威醫師提供）

　　不過，中風患者平衡感
較差，可利用噴流浴及氣泡浴來提高平衡感的機能，且溫泉水高
度只能到達胸部位置；患者緊張的情況下，可先讓其嘗試浮游浴，
以放鬆全身的肌肉，待水中運動達到預定的復健成效後，再讓患
者於陸地上進行行走復健。另外，也建議患者可趁著在水中反覆
練習腹式呼吸來鍛鍊橫膈膜呼吸肌——吸氣時，抵抗水壓；呼氣
時，隨著浮力漂動。

中風復健的溫泉療法

泉質	單純泉、碳酸泉、碳酸氫鈉泉及硫化氫泉
泉溫	40 ～ 42℃
浴法	全身浴
頻率	每次 15 ～ 30 分鐘，每日 1 次
禁忌	避免晨間入浴、泉溫不能超過 42℃、溫泉水高度不能超過胸口

Q24. 改善皮膚疾病，該如何正確泡溫泉？

皮膚的功能（包括免疫調節功能）在於保護身體免於外在環境的傷害，有些學者認為乾癬及異位性皮膚炎應該是皮膚的免疫系統出了問題。

根據 Matz 等學者的研究顯示，皮膚疾病的溫泉浴療不像一般的皮膚用藥——幾乎是沒有副作用的，尤以治療乾癬及異位性皮膚炎效果較好，但其作用機轉並不清楚，可能是綜合化學、熱能、機械力及免疫調節的效果，浴療除了可直接作為治療外，也可作為常規現代醫學治療無效時的輔助療法。

硫化氫泉浴療可對上皮蘭格漢氏細胞（Langerhans cell，抗原呈獻細胞）發揮免疫抑制的功能，有效治療異位性皮膚炎與尋常性乾癬（psoriasis vulgaris）。此外，含硫溫泉之所以具殺菌作用，主要是因為硫磺泉中的硫與氧的自由基在皮表深層交互作用後生成連五硫酸（$H_2S_5O_6$）——也許是硫磺泉抗菌（包含黴菌）的有效成分，因此藉由硫化氫泉，可治療感染性腳潰瘍、汗斑、體癬及頭癬（Ghersetich & Lotti, 1996）。

若想治療皮膚真菌（黴菌）感染病症，溫泉療法可選用淡泉、重碳酸鈉泉、硫酸鹽泉、硫化氫泉、鐵泉、碘泉或氡泉等泉質，泉溫約 40 ～ 42℃，採全身或局部浸浴，每次 20 ～ 30 分鐘，每日 1 次。

乾癬

　　乾癬為臨床上常見的慢性皮膚病，俗稱牛皮癬，好發於白種人，病因不明，可能與遺傳、地域、種族、內分泌、免疫、感染、情緒等皆有關，通常發作於手肘、膝蓋、頭皮及臀溝等部位，病灶型態呈多樣化，絕大部分的典型病灶多以脫屑性紅丘疹表現，而後融合成圓形或橢圓形皮疹（與周邊皮膚分界清楚），上方緊附著銀白色鱗屑，如將鱗屑強行移除則會出現小出血點，皮膚外傷時也會產生相同的病灶。

　　Leopoldine 溫泉為富含硫酸鹽的低張性礦泉水，可用來治療乾癬。10 位罹患身體兩側對稱性乾癬（乾癬範圍占全身皮膚面積40％以上）的實驗組病人（23 ～ 58 歲）持續 4 週將右手臂浸泡在 27.2℃ 的 Leopoldine 礦泉中，左手臂則以 27℃ 的蒸餾水浸泡作為對照（同樣 1 日 2 次，每次 30 分鐘），之後雙手於太陽下曝曬60 分鐘（可使用含有凡士林的潤膚霜）。最後進行乾癬面積和嚴重程度指數評估療效，其中 6 位受試者的皮膚病灶切片檢查（浴療前及浴療 4 週後）結果在經過 4 週浴療，實驗組 PASI 的平均分數進步 85.9％（由 5.56 降至 0.78）（註 17），相較對照組僅進步50.5％（由 5.72 降至 2.83）；而組織的免疫病理切片結果也顯示Leopoldine 礦泉對乾癬具有抗發炎效果。

▎註 17：數值愈大，表示病況愈嚴重。

另外，早在 1989 年，即發現俄羅斯聯邦的 Pyatigorsk 療養地可治療乾癬，讓 560 位病人於早晨時段接受浴療效果特別顯著（Militenko, Mar'iasis, Sokolovski , & Fadeeva, 1989），然而主要原因為何？文獻中並未有進一步說明。

溫泉是最早治療皮膚疾病方法──傷之湯

人類使用溫泉之初，有不少是從受傷野生動物之溫泉浴療經驗學習而來，羅馬戰士及幕府時代的日本武士也常利用溫泉來做為戰傷之浴療，而日本戰國時期將溫泉運用在軍事用途到極致的莫過於甲斐名將「武田信玄」，他在屬地信濃國（現今長野縣）之親湯溫泉（茅野市）、大鹽溫泉（上田市）及小谷溫泉（小谷村）與甲斐國（現今山梨縣）之增富溫泉（北杜市）及下部溫泉（身延町）設立了私人的秘境之湯──專為其軍團之傷病兵療養及恢復體力之用。

溫泉中的無機物質可能活化環腺苷酸依賴性蛋白激酶（cyclic AMP-dependent protein kinase），進而增加皮膚中糖胺聚糖（glycosaminoglycans）的量，這說明了日本傳統浴療對於受傷皮膚的效用。

當皮膚受傷時，角質細胞的增殖或是移行是皮膚傷口重建恢復之必要作為，溫泉水中富含硼或是錳時是有助於傷口的癒合，而其傷口的癒合主要在於硼及錳增加了角質細胞移行的緣故。

異位性皮膚炎

異位性皮膚炎為一種反覆發作且與遺傳有密切關係之慢性疾病,多於嬰幼兒期發生,主要特徵是皮膚搔癢、典型的皮疹型態與分布,通常由醫師視診完成診斷。約半數的病人屬於異位性體質,伴有過敏性鼻炎或氣喘等過敏性疾病。

異位性皮膚炎病人常有金黃色葡萄球菌的增生與感染問題,臨床一般會使用抗生素來控制病情。而錳離子(Mn^{2+})

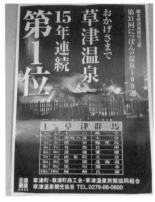

▲草津溫泉連續多年榮獲「日本溫泉百選」之首

於酸性(pH 值 2 ~ 3)環境中具有殺菌活性,可抑制皮表的金黃色葡萄球菌數;當溫泉之泉質酸鹼度達到 pH 值 2 左右時,殺菌效果最強。就混合試驗來說,錳離子濃度為 1.0 mg/L,而碘離子(I^-)濃度正好為 0.3 mg/L 時的殺菌作用最大,學者 Akiyama、

皮膚疾病的溫泉療法

泉質	硫化氫泉、淡泉、重碳酸鈉泉、硫酸鹽泉、鐵泉、碘泉或氡泉
泉溫	40 ~ 42℃
浴法	全身浴或局部浴
頻率	每次 20 ~ 30 分鐘,每日 1 次

Yamasaki、Tada、Kubota 與 Arata（2000）提出佐證，證實溫泉中低量的錳離子、碘離子及低 pH 值乃非常重要的殺菌條件——70位難治癒性的異位性皮膚炎病人從事高溫 42℃的酸性泉浴療（1天 2 次，每次 10 分鐘），高達 76％的病人症狀獲得改善，由此可知，**酸性泉浴療應有助於控制難治癒性的異位性皮膚炎症狀**。而日本草津溫泉（酸性泉）的泉質條件恰好相符，連續多年榮獲「日本溫泉百選」之首。

Q25. 聽說鐵泉可以治療缺鐵性貧血？

貧血是依紅血球體積的大小來分類，血紅素偏低的貧血，若紅血球較正常小，便稱之為「小球性貧血」（microcytic anemia）；較正常紅血球大，則是「巨球性貧血」（macrocytic anemia）；紅血球大小在正常範圍內，則屬於正常血球性貧血（normocytic anemia），而缺鐵性貧血係屬於小球性貧血的一種，也就是缺乏鐵，所以需要補充鐵質。

並不是任何一種貧血都要服用鐵劑，甚至輸血，如惡性貧血（維生素 B_{12} 缺乏）或地中海型貧血，補充過多的鐵劑，反而會適得其反！

輕度缺鐵性貧血多透過食療方式治療——食用富含鐵質的動、植物性食物或使用鐵鍋來烹調食物，以在進食後增加血中鐵的含

━━━ 鐵泉雖可補充鐵質，但不能代替口服鐵劑 ━━━

以治療缺鐵性貧血為例，一般醫師常開立的鐵劑有：(1) Ferrous sulfate（300 ~ 320mg ／錠），三餐各服用 1 ~ 2 錠；(2) Ferrous gluconate（320mg 或 325mg ／錠），三餐各服用 1 ~ 2 錠；(3) Niferex（150mg ／錠）每日服用 1 ~ 2 錠。

若以鐵劑每日最低劑量（Niferex 150 毫克）加上國內飲用水之水質標準（鐵的最大限值 0.3 mg/L）來換算，缺鐵性貧血的病人如欲比照相同劑量，藉由飲用鐵泉來補充鐵質，一日最低飲用量則高達 500 公升，實為不可能執行的飲用量。此結果意謂：飲用鐵泉無法替代口服鐵劑對於缺鐵性貧血的治療。

另一項實驗，Halksworth、Moseley、Carter 與 Worwood（2003）針對患有缺鐵性貧血的孕婦們進行研究，請受試者飲用富含鐵質的 Spatone Iron-Plus 天然礦泉水後，所吸收的鐵質（25mg）於 3 小時內造成血鐵濃度上升，平均吸收率為 28％，比一般婦女（無懷孕、無貧血）14％的吸收率要來的高。此研究同時也發現：飲用 Spatone Iron-Plus 可提供貧血孕婦另一種預防缺鐵性貧血的治療方式，而泉質中低量的鐵質更可避免像是服用足量鐵劑時所產生的副作用。

量，但對於較嚴重的缺鐵性貧血
患者，醫師還是會開具鐵劑之處
方供患者服用。飲用鐵泉是可以
用來治療缺鐵性貧血，但缺鐵性
貧血的治療，口服鐵劑的效果還
是遠高於飲用鐵泉，缺點是較容
易產生腸胃道不適的副作用。

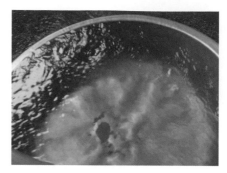

▲當鐵礦泉之泉色由透明變為金黃色時表示療效已大打折扣

　　含鐵泉（舊泉質名為鐵泉、綠礬泉）是指 1kg 的溫泉水中含有總鐵離子（$Fe^{2+}+Fe^{3+}$）20 mg 以上的溫泉，湧出時呈現無色、透明狀，一旦接觸到空氣，就會氧化而變成茶褐色。如來自英國威爾斯 Trefriw 井的天然礦泉水 Spatone Iron-Plus（英國天然液體鐵），每 cc 約含有 0.3 毫克的硫酸亞鐵，屬於高生物利用度類型（bio-available form）的礦泉水，自維多利亞時代就被當作滋補品使用。

　　臺灣也有鐵泉，即北投的鐵礦泉，分布於雙重溪北面及南礦溪上游山谷之間，溫泉由岩隙間湧出，泉溫介於 45 ～ 60℃、pH 值 6 ～ 8，泉水湧出時呈現無色、透明，但經過一段時間，便會看到水底呈現暗紅色的氧化鐵沉積物。主要成分為碳酸氫根離子（約 460 ppm）及硫酸根離子（約 123 ppm），是為中／弱鹼性的硫酸鹽碳酸氫鈉泉，泉水中含有鐵質，未來也許可以開發為飲泉，提供缺鐵性貧血病患療養之用。

Chapter

04

衛 生 安 全 研 究 室

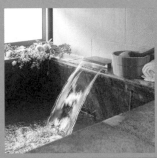
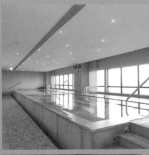
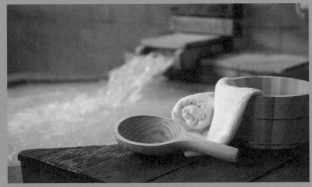
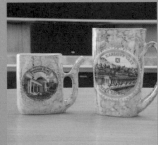
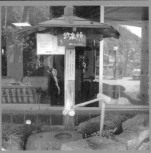

衛生安全研究室

確保溫泉浴場的「衛生環境」一直是衛生單位及湯客重視的議題，溫泉水源頭污染的防範、老舊溫泉管線的更新、溫泉浴場設施的衛生維護及消費者個人衛生的公德心等都攸關泉質的衛生與安全。

湯池的清潔管理只要稍有不慎，就會污染溫泉，可能導致湯客感染大腸桿菌、退伍軍人菌、阿米巴蟲，甚至綠膿桿菌等，所以建立完善的消毒、換水及清掃制度很重要，以免微生物繁衍而影響人體健康（尤其是溫泉旺季的尖峰時段）。

溫泉業之管理經營不只需要妥善控管湯客人數與遵守相關規則，有效引導湯客進行健康自主管理也非常重要，比方要求湯客入在浴前徹底洗淨身體及卸妝，以免污染水源—保障後續湯客的權益，另外，泡湯前須慎選具有溫泉標章的溫泉業者，才有品質保證。

Q26. 泡溫泉時，如何注意個人衛生，避免被傳染？

曾有新聞報導指出，一名年輕女子泡湯後便發燒不退，6 天後送急診竟發現左腎已經爛掉。醫師細問下，女子才坦言泡湯時與男友做愛，研判是在做愛的過程中，泉水中的細菌順著尿道一路

向上感染至腎臟，細菌培養，發現是金黃色葡萄球菌，醫師立即為她安排住院治療，方保住該名女子的腎臟。

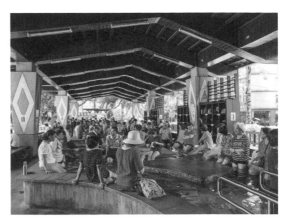
▲ 即使是殺菌力強的青磺泉也要管制人數總量才安全！

對於這項新聞事件，民眾的觀感可能如下：泡溫泉會感染性病或細菌等，或因為泡了溫泉後才會感染細菌！其實在一般公共場所洗三溫暖或去游泳池游泳也有可能遭受到細菌感染，不能一味認定只有泡溫泉才會感染（有污名化之嫌）！況且，如果泡的是強酸性的青磺泉，更是不至於感染金黃色葡萄球菌，因為青磺泉本身就具有強力殺菌力，可以殺死金黃色葡萄球菌！！

至於性病會經由溫泉傳播嗎？根據 Freedman 與 Waugh（1996）的研究來看，**目前並沒有行為模式可直接證明 SPA 或泡溫泉與性傳播疾病有關，性病主要是藉由性行為傳染**，例如愛滋病、梅毒、淋病、尖頭濕疣（菜花）或陰虱等；其病原體一般都較為脆弱，一旦離開人體，很快就失去活性，僅能透過人與人之間的親密行為傳播，因此人體經由性行為感染的機會比其他途徑（如溫泉浴）更高。

唯獨要留意的是菜花！菜花在醫學上的名稱為「尖型濕疣」，病原為人類乳突狀病毒，主要傳染途徑是透過性接觸的直接感染，

這種病毒的散布力很強,且容易生存於溫暖、潮濕的環境中,因此,若不小心接觸到菜花患者遺留在公共場所(如三溫暖或游泳池等潮濕的環境)的衣物或分泌物,即可能間接感染菜花。

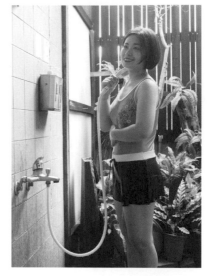

▲ 泡湯前應身體清洗乾淨再入池

所以,泡溫泉一定要注意個人衛生,也不要在溫泉池裡做不適當的行為。建議大家:(1)**不要在浴場中進行性行為**;(2)**不要坐在潮濕的座椅上**(包括馬桶座墊);(3)**當認為泉質有異狀時不要輕易入池**;(4)**女性於生理期中也要避免入浴**,以避免快樂泡溫泉卻被傳染到菜花。

再者,入池前要先淋浴,**身體清洗乾淨後再入池**,以免身體上的髒垢及肛門口殘餘的糞便污染池水,造成後續使用的湯客受到感染。也就是說,**「如何避免成為傳染原」比如何避免被傳染更重要**!況且,淨身後,溫泉水較可以「直接」依附在肌膚上,達到泡溫泉的最大效益。

另外,臺灣的湯客通常習慣圍著浴巾或穿著泳衣入池,這麼做會讓湯池水質的衛生更不易維護,無論是毛巾或衣服,只要碰觸到溫泉水,多少都會和含有離子成分的溫泉引起變化,而污染泉水,所以為了維持泉水衛生,則建議學習日本人,先使用潔膚用品清洗身體,沖洗乾淨之後再裸身入池。

─── 溫泉安全入浴的建議 ───

· **泉溫不要超過 42℃**：浴場中皆會標示水溫，可先確認溫度後再入池。

· **不要貿然地跳入池中**：水壓之驟增不利於心血管及肺臟。

· **入浴時間不宜過長。**

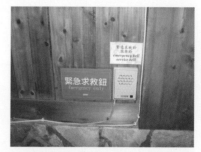

▲緊急求救鈴為浴池邊的必備裝置，意外發生時能即時呼救

· **入浴水位高度及胸即可**：這項建議乃針對心血管病人。當溫泉水位達到肩膀時，回心血量會相對增加，加上胸部水壓的額外負擔，容易增加心血管病人發生心律不整的機率。對於泡不到溫泉的雙肩部位，不妨利用濕暖的浴巾裹覆來保暖。

· **入浴後記得補充水分。**

· **飲酒時、晨間皆不宜從事溫泉浴**：清晨多是心肌梗塞及腦中風的好發時段，人體血液的黏稠度又較高，為了安全起見，患有心血管疾病者從事溫泉浴的最佳時刻宜在溫度較暖和的下午時段。

· **浴室與更衣室的溫差不宜過大且不要單獨入浴**：浴場本身的溫度不宜過低，溫度過低會讓心血管病人的血壓驟升，導致不必要的危險。老年人尤其不可單獨入浴，一旦發生任何不適，身旁有人可協助因應突發事件！

· **身體只要感覺不適，就應立即停止溫泉浴並休息，甚至就醫。**

‧ **從事溫泉浴前記得取下隱形眼鏡**：曾有隱形鏡片吸附硫磺遭致
　　角膜灼傷的案例發生，且被溫泉霧化的隱形鏡片反而會造成視
　　覺上的困擾。

　　　溫泉旅館本應提供大眾一處安全無虞的浴療環境，平日就
應該建立一套完整的緊急因應流程，並為湯客投保公共意外責任
險。業者所需具備的標準安全設施中，包括大眾池設有溫度自動
顯示器、備有氧氣筒以防不時之需，現場配有專責且領有急救訓
練合格證書的人員；此外，室內的溫泉浴場需設置通風設備、緊
急求救鈴，亦應於明顯易見處標示入浴禁忌與注意事項等。

Q27. 使用循環過濾的溫泉是否有衛生上的疑慮？

　　　溫泉的使用分為溢流式及循環式兩種，基本上，使用溫泉時
不斷有新鮮溫泉水湧入，且部分使用過的溫泉水也不斷延著浴槽
邊緣溢流出去的**溢流式溫泉**是較符合衛生原則。

　　　由於天然溫泉資源有限，日本部分溫泉地區為了確保溫泉資
源不至於枯竭，於是有些浴場便採用循環過濾方式將使用過的溫
泉水再利用，但為了清潔衛生與防止微生物的滋生，都會依照使
用規定維護溫泉水的衛生，循環過濾設備也會定期保養、清洗與

消毒（加入一定量的氯預防退伍軍人菌滋生），而浴場也必會清楚標示其所提供的溫泉水是否為循環過濾的溫泉。

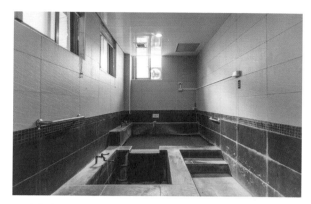

▲ 溢流式溫泉較符合衛生原則

據聞，消毒過的循環過濾溫泉，其衛生安全度高於一般的天然溫泉，只是臺灣的湯客應該是較難接受別人「使用過」及殘留消毒味道的溫泉。

臺灣的大部分浴場都是提供單次使用之天然溫泉水，主要理由是循環過濾設備的投資成本實在過於昂貴！其次，臺灣的湯客也比較傾向不使用循環過濾的溫泉。當然，循環過濾再利用的溫泉也不宜飲用！

日本對於循環式溫泉有嚴格的規定

日本「公眾浴場水質基準指針」中對於「循環式浴槽」訂定出相關的管理要領與維護管理的注意事項，例如：浴槽中游離餘氯的濃度每天至少必須有 2 小時以上維持在 0.1 ～ 0.4 mg/L，並明確嚴格規範過濾器、循環配管與消毒裝置的維護管理等，這些規定都是可為我們衛生單位參考與套用的。

Q28. 為何泡溫泉前，身體要先澆淋溫泉水呢？

進入溫泉池浸泡前澆淋溫泉水，是為了讓身體適應溫泉水，降低高熱溫泉水的刺激，而這種澆淋、清洗身體的禮儀也是個很重要的習慣。

澆淋溫泉水有一定的順序，先從清洗離心臟遠端的手和腳開始，接著是腹部、頭部、胸部，依序緩慢地澆淋上溫泉水，同時清洗身體髒污較多的地方後，就可以輕鬆入浴了。

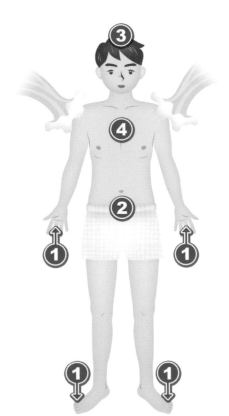

至於頭部澆淋溫泉水的方式是跪在浴池前，將毛巾攤開覆蓋在頭頂上（將毛巾攤開垂蓋頭部，澆淋的溫泉水較不易流進耳內），用提桶舀起浴池中的溫泉水，從頭頂澆淋到後腦杓，澆淋約 20～30 次，再將毛巾折疊起來蓋住頭頂，如此一方面可以先適應泉溫，另方面也可避免泡湯時發生頭暈。

　　為何需要先用溫泉水澆淋臨頭部？有一說是因為下視丘不僅是調節體溫的統合中樞，也是人體內的溫度接受器，而中腦、延腦及脊髓也都有這類體內溫度接受器，這些接受器會探測溫熱的刺激，調節全身熱能的產生及散放，而從頭部澆淋溫泉水的動作被認為可能會直接刺激這些體內溫度接受器。

　　但在醫學上，從事高溫溫泉浴前，在頭部淋上溫泉水的動作，並不是為了以溫熱直接刺激腦幹來釋放壓力荷爾蒙，而是為了擴張頭部的血管──讓溫熱的血液能快速地流入腦部循環中，因此，古時候的人體會出在頭部澆淋上溫泉水的動作，對於高溫溫泉浴所引起的頭暈是有效的，所以才被傳承了下來。

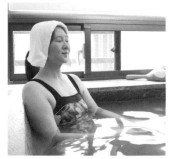

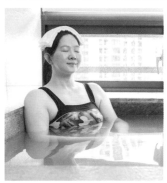

▲ 入池前將毛巾攤開蓋頭、垂蓋過耳，舀起溫泉水從頭頂澆淋到後腦勺數次後，再折疊毛巾蓋住頭頂，就可以入池泡湯了

Q29. 為何泡湯時，頭上最好擱條毛巾？

　　天氣愈冷，大家愈喜歡泡湯，但也愈容易發生意外！曾有一則新聞報導，一名 70 多歲的老先生在泡湯時，疑似身體突然不適，無預警地跌出溫泉池外，並且後腦勺撞上地面，導致頸椎骨折！

泡溫泉時滑倒導致摔傷（如骨折及顱內出血等）的意外傷害並不少見，溫泉業者也都會善意提醒——泡湯時間千萬不能過久、水溫維持在 41 ～ 43℃之間、每隔 10 分鐘一定要離開溫泉池休息並補充水分，以免發生昏眩或任何意外。尤其，年老者與三高（高血壓、高血糖、高血脂）患者更要隨時留意身體狀況。

入浴中或剛出浴時，可能出現有臉部發熱、頭暈情形，或噁心、心悸等身體不舒服的情況。感覺頭暈時，可使用濕毛巾來冷卻頭部，並待在溫暖的房間中安靜休息一陣子便可改善；最好的方式就是泡湯前先**預防頭暈**——入浴前，**先使用溫泉水澆淋頭部**〔請參考第 164 頁（Q28. 為何泡溫泉前，身體要先澆淋溫泉水呢？）〕**或事先將冷毛巾放在頭上都是有效的**（頭部澆淋溫泉水是日本草津溫泉的獨特入浴法，也就是時間湯的入浴方法）。

將冷毛巾放在頭上的作用，就像馬拉松選手長跑時使用濕毛巾擦拭頭部，藉由水分蒸發的同時吸收頭部的熱能（水從液態轉變成氣態的水蒸氣時會帶走大量的潛熱），**如此頭部將會冷卻下來，可避免頭暈**。同理，在涼冷的露天浴場中泡湯比較不會頭暈，一則浴場周遭景色宜人，令人心情大好，二來臉在戶外冷風的吹拂下，包括臉部及腦中流動的血液都會冷卻，所以較不容易頭暈。

泡溫泉時，只要感覺頭暈、心悸、噁心等不適狀況，最好馬上停止泡湯，並且「慢慢」起身，走出浴池休息。之所以強調慢慢起身，是因為連正常人突然起身都多少會有頭暈的現象，若是

使用降血壓藥物的患者突然從溫泉池中站起來，原浴槽內加諸身體的水壓驟失，平日血壓就偏低及站起來容易頭暈的人就很容易出現姿態性低血壓，而導致摔傷或溺斃等不幸！尤其是泡碳酸泉時，血壓會降得更低，所以起身離開浴池時動作一定要慢！

所以，湯池旁設置安全扶手，浴缸及周遭地面設置防滑及防撞設備，都是湯池設計的安全重點，維持溫泉區地面乾燥也是確保湯客安全的基本作為。至於湯客本身也要注意，為了降低頭暈發生，進入浴槽的動作一定要徐緩，讓身體能適應泉溫，而離開浴槽時可將頭放低低地起身，如此站起來時較不易發生頭暈。

「時間湯」的入浴法

草津溫泉泉源處的泉質含有硫化氫氣及硫酸根離子，對於降低血壓、協助痰液排出、解毒與殺菌等有效用，因此被稱為「心臟之湯」、「痰之湯」、「傷之湯」、「中風之湯」及「美人湯」，長久以來在日本近代醫學之父貝爾茲博士的加持下，盛名是屹立不搖。

時間湯是草津溫泉獨特的溫泉浴法，約始自江戶時代晚期，明治時代初期便確立了當今的入浴法而傳承至今。選用 47℃高溫泉水，1 次浸泡 3 分鐘、1 天入浴 4 次，並於固定之時間（每日的 7、11、15、19 點）集體入浴。依湯長（無需任何資格）的指示，首先用長板子攪動溫泉水、再將溫泉水淋在頭上，接著同

時入浴。

入浴時間湯之前要先攪拌溫泉水，使用的長板子要持續地攪動（即所謂的「湯揉」），由於古代人相信加水使泉溫下降的同時溫泉的療效也會降低，所以開發了湯揉的降溫方式。攪拌溫泉水的目的有三：(1)讓溫泉水的高溫降到能夠入浴的溫度，(2)作為高溫溫泉浴前的體操準備，(3)讓有毒氣體能釋放出來（硫化氫氣體），不斷攪拌泉水至身體暖和、湯溫合適，入浴的準備工夫也就完成了，便可入浴。

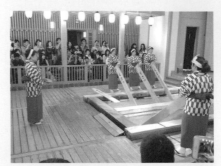
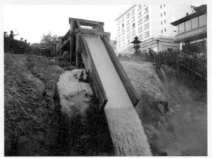
▲室內用長木板子掬水降溫的湯揉與室外採自然傾洩瀑布式的降溫方式都是為了要泡適溫的原湯

Q30. 泡湯為何不建議戴隱形眼鏡？如何保護眼睛？

眼睛為靈魂之窗，可經由眼睛看透人們的心靈深處。而隨著3C時代來臨，過度使用眼力成了現代文明人的通病，眼睛乾澀、疲勞痠痛是許多上班族必須面對的問題，而**「熱敷」可以有效舒緩眼部不適**，對於眼睛保養來說是最便利的好方法。

　　日常，若眼睛出現乾澀、疲倦的狀態時，予以適度的熱敷，有助於眼睛周遭的血液循環，還能幫助眼球周圍的肌肉放鬆，進而緩解眼部疲勞。此外，熱敷還可促進淚液分泌，改善乾眼的不適症狀；同樣的道理，泡溫泉「閉目」養神之際，溫泉的熱蒸氣緩緩上升，對於眼部可以發揮一定的熱敷作用，與平常在家利用熱毛巾或熱敷眼罩幫眼睛熱敷，具有異曲同工之效，均可緩解雙眼的疲勞與不適。

　　不過，泡溫泉對眼睛雖好，仍須注意如何保護好我們的眼睛，避免溫泉水的傷害，畢竟有些溫泉的刺激性較強，可能導致眼睛受傷，尤其是位於眼球最外層的眼角膜，為一透明無血管的組織，具有折射光線及保護眼睛的功能，一旦發炎、受傷，往往會影響到視力！曾有媒體報導，有人戴著隱形眼鏡泡硫磺泉，而引發眼睛刺痛求醫的案例。

　　為何泡硫磺泉配戴隱形眼鏡竟如此危險？這是因為硫磺泉含有硫磺成分，算是刺激性較強的泉質。泡硫磺泉時若是未先將所配戴的隱形眼鏡取出，隱形鏡片便會吸附硫磺，而沾附於鏡片上的硫磺成分便會與淚液產生化學反應，尤其配戴的鏡片是瞳孔放大片或角膜變色片的話，硫磺還會與鏡片上的染料產生化學反應，所引發的不適感則會更加的嚴重，不僅會增加化學性結膜炎發生的機會，也會導致角膜灼傷，此時若再去搓揉眼睛，只會造成更嚴重的傷害！

泡溫泉時，應該如何保護眼睛呢？建議：(1)泡溫泉前，尤其是硫磺泉及酸性泉等刺激性強的溫泉，一定要卸下隱形眼鏡及卸妝，因為某些彩妝成分（尤其是眼妝）與溫泉水接觸後會引發化學性結膜炎。(2)泡溫泉時，眼睛若已有發炎狀況，泡湯時，眼睛絕對不宜接觸到溫泉水。如果眼睛正值急性發炎之際，不幸又遇到溫泉水質不佳，眼睛便可能因沾染到溫泉水中的病菌而增加交叉感染的風險，所以**眼睛有急性發炎症狀時，建議不要從事溫泉浴！**(3)泡湯後，眼睛一旦出現紅、腫、熱、痛等急性發炎症狀時，要盡快尋求專業眼科醫師的協助與治療。

　　「溫泉標章申請使用辦法」第九條第十三項即明文規定：「出浴後不宜直接進入烤箱」就是為了避免造成眼角膜的傷害，而泡溫泉時也應該盡量避免眼睛接觸到溫泉水，且眼睛一旦感覺不適時，就要立即求助於眼科醫師，絕對不要拖延。

眼湯

　　日本有三大眼湯，包括新瀉縣的貝掛溫泉、神奈川縣的姥子之湯與福島縣的微溫湯溫泉，據稱有療治眼疾的功效，據聞，長期以溫泉水沖洗眼睛，除可以消除眼睛疲勞外，亦可改善慢性老化性眼疾的症狀。其洗眼之方式是先將溫泉水掬在雙手上，再將雙眼浸於溫泉水中眨眼。目前認為，有益眼疾的成分應與溫泉中的偏硼酸有關。

在德國，也有人利用含有硼酸及碘成分之溫泉水來洗眼，而碘泉在醫療的應用似乎也與療治眼疾有關；根據 Rieger（1992）的研究，奧地利巴特哈爾（Bad Hall）之碘泉療浴有助於初發老年性黃斑部病變病患視力之恢復，而另一項關於顏色視覺的研究，巴特哈爾之複合式碘泉療浴有助於顏色視覺之恢復，療浴之後其視覺的顏色是再次更加地飽和、豐富及清楚，而上述這眼疾之治療方式與療效都是值得臨床的眼科醫師們去深入探討的。畢竟，過度地洗眼會導致眼睛角膜表面及眼淚保護膜層受損，所以，如要使用眼湯來療治眼疾的話也一定要在眼科醫師的指導下進行！

Q31. 泡溫泉前後一定要多補充水分的用意是什麼？

泡溫泉前後補充水分很重要，泡溫泉前補充水分尤為重要！因為泡溫泉會使身體中的水分不斷地流失，流失量因人而異，也會因浴法不同而有差異，但單從血液黏度上升的問題來看，可能會造成動脈硬化症之狹窄血管內腔中引發血栓；一般來說，血液黏度到半夜會到最低值，早上則是急速上升，這是因為夜間睡眠，沒有攝

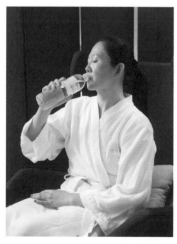

▲ 補充水分後也別忘了休息

171

取水分所致。相傳只要在睡前喝 1 杯水，就不會有心臟及腦部方面的疾病。因此溫泉浴前後補充水分需要被正視！

現代醫學也推薦水分補給法——要喝溫開水，因為水分沒有必要太早被腸道吸收。有些老年人因擔心夜尿問題，從傍晚便開始控制水分攝取，這是不對的，即使半夜必須起床如廁，仍應補充水分。

平日都要注意血液的黏度，更何況**浸泡泉溫 41℃、15 分鐘的溫泉浴約會造成 800cc 水分流失，為了安全，浴前、浴後**（即使不覺得口渴）**都要補充 1 杯水才好**，而浴後補充完水分後，也別忘了好生休息個 30 分鐘，因為溫泉浴會讓人體大量發汗及消耗體能，所以補充水分之餘，浴後也記得要稍作休息，讓身體的疲憊感恢復正常。

●————— 日本人一般溫泉浴後是如何補充水分的？—————●

據聞，日本人浴後有喝牛奶的傳統。這一點或許是因為以前浴場只販賣牛奶的關係吧，導致人們浴後習慣飲用牛奶來補充水分，久而久之，此種習慣便根深蒂固沿用至今。

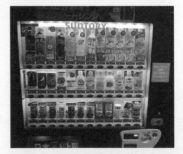

▲日本浴場外設有各類可補充水分的飲料販賣機

　　至於要喝冷水還是溫水較好呢？一般說來，口渴急需補充水分時，冷水的效果較好，而**為了防止脫水、維持健康而補充水分的話，溫水的效果較好**。因為冷水會快速地到達腸道而直接被吸收，但溫水的吸收則相對緩慢。

　　溫泉浴的水分補充除了可以飲用合宜的溫泉水外，其他如牛奶（含有預防脫水之蛋白質成分、助眠）、溫綠茶（其中的兒茶素可燃燒體脂肪、預防動脈硬化）、無咖啡因的茶品（如麥茶及烘焙茶）、運動飲料（含電解質）、新鮮現榨果汁（含維生素及豐富食物纖維）也是不錯的選擇。至於習慣在泡完溫泉，就喝上 1 ～ 2 罐冰啤酒的熟年大叔們，光是啤酒本身具有利尿作用這點，就非常不建議飲用啤酒來補充水分。

Q32. 泡湯最好的時間是哪個時段？晨間為何不宜？

　　有報告指出，心肌梗塞及腦梗塞等血栓性疾病通常好發於早上 4 點至 10 點之間，這個時段裡，血壓、心跳數、體溫、血液黏度等都會急遽升高，而且統計發現此時段的入浴事故發生率不低，所以，最好還是避免晨間入浴，特別是在溫泉地，浴池的溫泉水流放一整晚的情況下，早上的湯溫往往較高，所以更需要特別注意！

泡溫泉的最佳時間其實是入夜後、就寢前 1～2 小時，入浴時間以 15～20 分鐘較為合適，浴後隨著深部體溫的上升，睡眠會變得較為深沉。但也別忘了入浴的前後、睡前都要補充 1 杯以上的水分。

Q33. 為何泡溫泉，得留意浴場和更衣室間溫差不宜太大？

夏季時，浴場大都處於高溫狀態，需要注意的是空氣的流通性，反而較不需要擔心更衣室與浴場間的溫差問題。

較容易發生狀況的大多是冬季時節，室溫度過低會讓心血管疾病病患的血壓驟升，造成危險。湯客在寒冷的更衣室脫衣時，踩在冰冷的地板上，然後進入室溫較高的浴場，血壓及心跳數就會產生很大的變化。可以的話，建議浴場更衣室要有暖氣設備，降低更衣室和浴場間的溫差。

其實，平常居家時，入浴前可先將更衣室、浴室的暖氣打開，浴室如果沒有暖氣設備的話，不妨在入浴前 10 分鐘左右打開淋浴熱水或將浴缸裝滿熱水，讓熱水蒸氣先暖和浴室後再入浴。

泡完溫泉後，記得要盡快擦乾身體、穿上衣服，尤其是泡碳酸泉，因為浴後全身皮膚的血管擴張散熱較快，會使體溫快速下降，浴後立刻穿上衣服，方可維持較高的體溫，避免著涼。

Q34. 為何老人喜歡泡較燙的溫泉？老人不宜單獨泡溫泉嗎？

　　人體對溫度的感覺，依序為非常冷（0～13℃）→冷（13～21℃）→涼（21～27℃）→溫暖（34～38℃）→無感溫度（34.4～37℃）→熱（38～40℃）→非常熱（40～42.8℃）→疼痛感的熱（42.8～46℃）。溫度一旦超過50℃，隨時都可能對皮膚造成傷害，至於接觸多久時間就會造成皮膚燙傷呢？水溫達53℃只需要60秒、56℃只需要15秒、57℃只需要10秒、60℃只需要3.5秒、65℃只需要2秒，一旦到達70℃則只要1秒鐘就會造成燙傷；而接觸物體最低溫度，造成皮膚上皮完全壞死的時間則為溫度44℃需要6小時、46℃需要1小時、50℃則只需要5～10分鐘。

　　而隨著年齡的增長，人體器官趨於老化，就連皮膚及神經系統也因為老化、退化的關係，對於溫度的敏感度較差，尤其是罹患中風、糖尿病及失智症等慢性疾病的年長者多少都有些感覺遲鈍或動作遲緩，相較於年輕人，**年長者需要較高的溫度才感覺得到熱度，因此並不是老年人較喜好高溫浴，而是因為他們對溫度的感覺較不敏感。**

人體對溫度的感受

非常冷	冷	涼	溫暖	無感溫度	熱	非常熱	疼痛感的熱
0～13℃	13℃～21℃	21℃～27℃	34℃～38℃	34.4℃～37℃	38℃～40℃	40℃～42.8℃	42.8℃～46℃

造成皮膚燙傷所需的時間

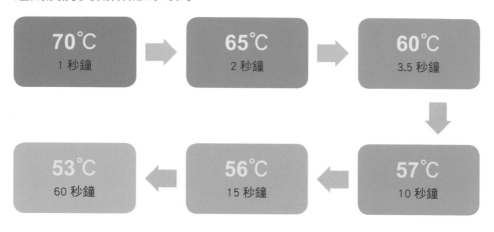

造成皮膚上皮完全壞死所需的時間

44℃	46℃	50℃
6 小時	1 小時	5～10 分鐘

　　根據對於 40 ℃熱水浸浴之自主神經活性與血液動力學效應的研究，發現老年人在浸浴後 4 分鐘左右即可能會因為交感神經緊張度下降，造成低血壓性昏厥而溺斃，尤其泡碳酸泉時，老年人更要特別留意，因為碳酸泉會將血壓降得較低，稍有不慎（尤其是泡完溫泉起身時）就可能因頭暈、血壓驟降而摔倒，因而骨折！因此，浴場經營者應做好安全管理，浴槽邊防潮、防滑地面及裝置安全扶把手都很重要，此外，還要有明顯的泉溫標示，高溫的泉源處也要做好良好的隔絕措施。

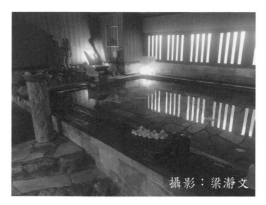

攝影：梁瀞文

老年人在進入溫泉池前一定要先測量湯溫，其實任何年齡的人入湯池前都應該先測試一下溫度，確認泉水溫度合宜再入池。若不幸發生燙傷意外時，要立即把握燙傷緊急處置的沖、脫、泡、蓋、送五個步驟，並立即送醫治療。

▲ 日本大阪飯店附設的溫泉池

日本溫泉旅館內的湯池是以大眾池為主，湯客間較可以相互照應，所以在管理上較為單純；而臺灣的溫泉旅館中，因為有較多的客房個人湯池及家庭池的設計，安全管理的盲點也相對較多。有別於日本人（較青睞大眾池），臺灣的民眾較習慣於個人池或是家庭池，其實，避免老年人獨自入浴是預防入浴事故最好的作法，尤其是行動不便的老人，因為無法自我照顧，所以有溺水的顧慮，最好不要讓其泡個人湯。在溫泉地的大型浴場與一般的家庭浴缸大不相同，年紀大的人稍有不慎，身體就會失去平衡，很容易滑入浴池正中央，即使是淺水浴池，也很容易發生溺水。

最好是有可依靠的家人或熟人、朋友隨行，特別是**深夜或清晨時段的單獨入浴乃是一大禁忌**！萬一不幸在個人浴池內發生了意外事故時，切莫驚慌，只要拔掉浴缸塞子，然後大聲呼喊求救，接著再叫救護車送醫即可。

177

Q35. 泡溫泉最佳溫度為何？為何不建議泡 42℃以上的溫泉？

　　溫熱的泉水可幫助人體血管擴張、改善末梢循環、促進新陳代謝、軟化組織及緩和疼痛等，基本上，41 ～ 42℃左右的泉溫能達到較好的醫學作用，然而，超過 42℃的高溫浴除了會造成身體上的負擔衍生各類的副作用外，也鮮少具有醫學上的意義！

　　42℃以上的高溫全身浴會立即刺激交感神經，使得血中兒茶酚胺激素濃度增加，讓血壓驟升 20 ～ 40mmHg（有時會造成生命上的威脅），舉凡高血壓及動脈硬化的患者與老年人都不適合高溫浴。此外，高溫浴會促使身體大量消耗能量及流汗，而導致血液黏度上升，可能會有併發心肌梗塞與腦梗塞的風險，所以溫泉浴的泉溫盡量不要超過 42℃，而且入浴前後都要補充水分，降低血液的黏度。

　　日本人以好洗高溫浴著稱，而臺灣人也似乎不遑多讓，但是泡 47℃高溫的草津溫泉全身浴時，就會造成血栓溶解能力下降，加上高溫引發的交感神經興奮會造成血壓增高及流汗、脫水，以致血液黏度增加，都很容造成心血管疾病患者引發急性心肌梗塞或腦中風，所以為了安全起見，泡溫泉還是要適度地降溫，並且選擇泉溫 42℃以下的溫泉才好。

　　但若是泡局部浴的手浴或足浴之類，泉溫可稍微提高至

45℃，然而還是要提醒讀者們，仍要遵照泉溫愈高，愈要縮短泡湯時間的原則，以足浴來說，合宜的泉溫與時間建議：泉溫 42℃泡 10 ～ 15 分鐘、泉溫 40℃泡 15 ～ 20 分鐘、泉溫 38℃泡 20 ～ 25 分鐘。

Q36. 哪些狀況或族群不建議泡溫泉？生理期？懷孕期？酒後？

　　並非所有的人都適合從事溫泉浴，在日本，於病程中或病況惡化的急性疾患（尤其是發燒中）、開放性肺結核、惡性腫瘤、重度心臟病、呼吸困難、嚴重肝病、腎疾病、出血性疾患、重度貧血、其他急性發作的疾患等都禁忌泡溫泉，此外懷孕階段（尤其是初期及懷孕後期）也不建議泡溫泉。

正值生理期的婦女應盡量避免入浴？

　　女性在生理期間即使用棉條，也不建議泡溫泉。在無法確認溫泉是否衛生安全時，全身、半身及坐浴式的浸浴都有感染之虞，經血滲出染紅浴池會造成溫泉店家的困擾，對其他湯客也很不禮貌。生理期間泡溫泉，較易引發腦部缺血的意外事故！若是機會難得、非泡溫泉不可的話，淋浴及足浴是比較建議的浴法。

懷孕時是否可以泡溫泉？

雖然目前並沒有關於溫泉浴療會對孕婦產生負面影響的文獻報告，但單就 Li、Janevic、Odouli 與 Liu（2003）的研究報告中提到，1,058 位孕婦當中有 170 例流產，其中 26 人在懷孕期間使用熱水桶（理療用）或以按摩浴缸（Jacuzzi）進行漩渦浴（whirlpool bath），流產風險為未使用者的 2 倍；從調整後的風險比值（adjusted hazard ratio; aHR）來看，懷孕早期若提高熱水桶或按摩浴缸的使用頻率，其流產風險似乎也跟著增加。由此看來，溫泉浴對於孕婦而言，應該同樣存在較高的風險。如果孕婦非常熱愛且堅持要從事溫泉浴的話，應先經由婦產科醫師評估過並同意後，方可泡溫泉。

飲酒後泡溫泉是一件危險的事！

有時在電視上看到酒商的促銷廣告，一邊開著罐裝啤酒乾杯，一邊快樂地徜徉在溫泉池中——這是極不合宜的廣告。任何人都知道飲酒後入浴是危險的！因為酒精的血管擴張作用會造成血壓降低，再加上入浴所造成的溫熱效應會使血管更加擴張，血壓會降得更低，而導致意外事故。

雖然飲酒後的入浴事故其真相並不十分清楚，但是推測酩酊大醉而溺斃也是原因之一，另外，20、30 多歲的入浴相關死亡人數也不少，這類的事件都在在指出飲酒後入浴是有危險的！

懷孕期間從事熱水桶或漩渦浴之頻率與調整後之風險比值（aHR）

使用頻率（次／週）	調整後之風險比值
少於 1 次	1.7
1 次	2.0
多於 1 次	2.7

孕婦初次從事熱水桶或漩渦浴的時間點與調整後之風險比值（aHR）

溫泉浴的時間點	調整後之風險比值
晚期妊娠前 4 週	2.3
晚期妊娠前 4 週之後	1.5

＊晚期妊娠指妊娠末 3 個月，即懷孕 28 週起至 40 週期間。

● 目前在日本並不禁止孕婦泡溫泉 ─

　　有些日本醫師認為孕婦還是可以泡溫泉，因為在日本並無確切的證據顯示泡溫泉會危及孕婦或是胎兒。且近年來，日本環境省通過了溫泉法標準之修訂案，已將孕婦從浴用溫泉的一般禁忌症中移除，其剔除的理由為孕婦泡溫泉會導致流產或早產這種說法並無相關醫學論文或研究支持。

181

Q37. 孩童可以泡溫泉嗎？有何好處？有何注意事項？

根據國外的醫療經驗，發現孩童對於溫泉療法的接受度較高，因為對孩子們來說，溫泉醫療的感覺上較輕鬆，彷彿去玩樂一樣。

在法國，每年約有 42,000 名兒童接受 SPA 的治療（含復健及健康教育），兒科醫師們將傳統治療無效之呼吸道疾病（如氣喘、復發性支氣管炎及陣發性咳嗽）與常見之耳鼻喉科疾病（漿液性中耳炎、鼻竇炎與難治癒的咽喉炎）的兒童送至 SPA 中心接受治療。過敏兒予以富含氯及碳酸鹽的礦泉治療，而受感染的兒童則使用富含硫成分的礦泉，治療結果發現——降低了兒童上課的缺席率並減少藥物的使用。

另外，根據 Olofinskii 等（1990）的研究發現，Shmakovka 礦泉水被認為經由鹼化尿液的作用，有助於原發性腎盂腎炎合併有磷酸鹽尿及草酸鈣結晶尿之病童。又 Daduiniva 等（1983）的一篇治療腦膜炎後遺症的研究，也指出大腦衰弱及高血壓症候群的 24 位孩童在氡、二氧化碳、硫化氫泉浴及按摩、運動及藥物治療的複合式治療下，其整體狀況、大腦生物電活性、大腦血流與腦脊髓液循環及大腦皮質功能都獲得明顯的改善。

從上述研究可發現，溫泉浴療可用來治療孩童的某些疾病。但是**新生及嬰幼兒的溫泉浴一定要有大人陪同，最好是於澡盆中**

完成，並注意泉水中的氯對皮膚的刺激性。

　　年幼孩童泡溫泉，建議合適的泉溫是高於 37 ～ 39℃，隨時
監測水溫，泉溫不足時要補充熱水以免著涼；浸泡時間則建議 5
分鐘，如果是較微溫泉水的話，入浴時間可延長至 20 ～ 30 分鐘。
此外，在入浴的過程中要注意孩童的唇色是否變淡、盡量避免耳
朵進水，以及注意泉溫會不會過高──以免引發痙攣。

Q38. 男女混浴時，女生是否會有懷孕的疑慮？

　　混浴在定義上是指不特定多數的男女在同一浴槽或蒸氣室中
共浴，男女混浴時，只要沒有發生性行為，一般情況下女生是不
會懷孕的！人類是哺乳類，並非魚類是體外受精，而且在溫熱的
溫泉水中，精子是無法存活的。至於男女共浴，是否有助於雙方
性荷爾蒙（陰陽）之調合，目前並無醫療文獻可供佐證，但是情
侶或夫妻間共浴多少能夠增加情趣，可提高受孕之機率。

　　有別於臺灣人的傳統思想（溫泉多採男女分浴），有些日本
民眾並不反對陌生男女裸身共浴一池，反而部分日本人認為男女
裸體混浴是一種傳統文化，不過這一點卻讓令許多國外旅客不習
慣，認為是怪誕、不道德的！

　　日本男女混浴的情況較多見於東北地方，最有名的應屬青森
縣的千人混浴酸湯溫泉了，通常到此泡溫泉的大都以老爺爺、老

奶奶居多，所以不用期待太高。有些位於偏遠山區或規模較小的溫泉旅館可能只有一個溫泉浴池，混浴的情況無法避免。當溫泉旅館擁有兩種以上的泉質，又有不同的浴場可讓男、女分浴時，有些溫泉旅館會於半夜時將男湯與女湯對調，讓男、女湯客都可以泡另一種泉質的溫泉。

溫泉的整體效應有助於受孕？

據聞，花蓮縣瑞穗溫泉為生男之泉（生男之泉的金字招牌已被政府勒令拆除了！），而日本群馬縣伊香保溫泉則素有「子寶湯」之稱譽，據說有不少不孕症的婦女因泡此湯而受孕，所以在伊香保溫泉區處處都可以看到不少誠心前來求子的婦女，也有不少伴侶一同登至伊香保神社祈求得子蔚為奇觀。日本之子寶湯除了伊香保溫泉外，尚有靜岡縣的吉奈溫泉、秋田縣之大湯溫泉、山形縣之五色溫泉、福島市之熱鹽溫泉與橫向溫泉、新潟縣之村杉溫泉與櫪尾又溫泉等，<u>而泉質則包括放射能泉、食鹽泉、硫酸鹽泉與單純泉</u>。雖然，日本環境省所公布的溫泉適應症中，慢性婦科之疾病為氯化物泉、硫磺泉及放射能泉等泉之適應症，然而並未有不孕症之記載；所以，不論是國內或日本溫泉業者宣稱之生男泉或是子寶湯皆需由專業之婦產科醫師做進一步的認證，而依據日本婦產科醫師對於「子寶湯」的初步研究尚未有確切的結論。

不過，根據 Mielnik 等（1993）之研究，74 位子宮外孕術

後的婦女接受連續性的復健浴療後，其復發性的子宮外孕症狀變得較不顯著外，輸卵管的通暢度及術後懷孕率則是 2 倍於沒有接受浴療的婦女。另一篇 Vorovskavia 等（1994）有關於骨盆腔發炎的婦女經過了 12 個月的硫化氫泉浴療，除了臨床症狀獲致改善外，懷孕的情形也提高了 2.5 倍。

相關醫學的研究，認為「子寶湯」可能增加受孕的機轉在於溫泉浴療的溫熱效應可改善骨盆腔內部之血流，而中樞神經系統在溫泉的影響下也有可能會觸動卵巢的荷爾蒙，但目前還沒有確切相關的數據可供佐證。然而，病患在接受浴療時，心情的放鬆也應該是有助於預備懷孕時壓力的釋放。

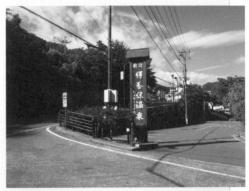

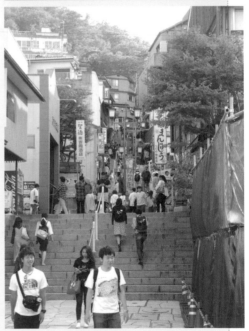

▲日本伊香保溫泉區的遊客群是以求子的女性為主

Q39. 為何不宜從溫暖的室內跳進冰冷的露天溫泉池？

　　許多湯客都喜愛露天浴場，尤其在大雪紛飛的冬日裡，可以一邊泡湯，一邊欣賞降雪，浸泡在被雪堆圍繞的戶外溫泉池中是一件多麼愜意的事情啊！但是千萬不要做出從溫暖的屋內貿然跳進戶外冰冷雪地中溫泉池的蠢事來！這可是一件會危及生命的事情！

　　如果先於室內浴池中泡過溫泉，在身體暖和、血壓偏低的情況下，一踏出浴池馬上就飛奔到 0℃ 以下並且大雪紛飛的戶外，一經冷風吹襲，血管一收縮，血壓便會立刻飆高，接著再跳進熱呼呼的露天溫泉（**在冬季裡，戶外的露天浴場的水溫大都會「設定」較高些**）中，血壓及心跳數更會急遽上升，在露天溫泉中泡個 10 分鐘後再出浴時，收縮壓又急速下降……血壓忽竄高、忽遽降地震盪，血管如此大幅度地一縮一張，即使是年輕人，身體也要很強健才挺得住，但對於有心血管疾病的老年人可能就不會如此幸運了，所以在下雪的露天浴場泡湯，如此的入浴方式實屬愚蠢不智的行為，千萬不可輕言嘗試！

Q40. 溫泉蔬果農作或養殖產品有養生功效還是有安全上的疑慮？

　　溫泉不是只能拿來泡湯而已，其周邊效益遠不只於此，溫泉在農耕與養殖方面的應用，包含利用溫泉水灌溉蔬果或藥用植物，溫泉養殖業所倚靠全年均溫溫泉的生長環境，即使寒流來襲還是可使用「溫泉水」來養殖甲魚、熱帶魚及鱷魚以提高產量。如宜蘭縣礁溪鄉素以農作溫泉蔬果及溫泉養殖產品聞名，而用溫泉栽植的蔬果吃起來特別的清脆多汁。

　　在日本，也有各式各樣的溫泉名產，計有溫泉啤酒（北海道瀨戶瀨溫泉）、溫泉燒酒（熊本縣人吉溫泉）、溫泉粥（岐阜縣下島溫泉）、溫泉蛋（神奈川縣箱根大湧谷溫泉）、溫泉納豆（群馬縣四萬溫泉）及溫泉豆腐（佐賀縣嬉野溫泉）等，單單群馬縣四萬溫泉區小街上老太太所販賣的甜鹹醬炭燒溫泉饅頭就有名到嚇嚇叫，值得等上 1 個小時！此外，有馬溫泉著名的碳酸煎餅也是利用當地碳酸泉燒烤製成，就是因為碳酸泉中二氧化碳氣體的緣故，吃起來格外的鬆脆。

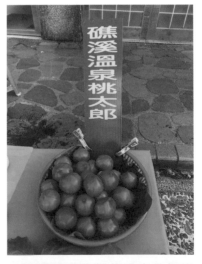

▲礁溪溫泉水所栽培出的鮮嫩多汁「大」番茄

187

活火山區所生產之蔬菜固然
美味，但還需留意砷、鉛與鎘等
重金屬污染的問題，雖然不少溫
泉水中的礦物質成分對人體是有
幫助的，但是食用了含有被重金
屬污染的溫泉水所灌溉的農作物
就得小心了！依照 Queirolo 等
（2000）關於活火山地區蔬菜
重金屬的調查發現，智利北方
Antofagasta 區（該區以火山噴
發及溫泉著稱）之 Andean 村莊
所栽種可供食用之馬鈴薯外皮就

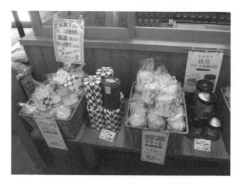

▲有馬碳酸泉的名產還有溫泉汽水

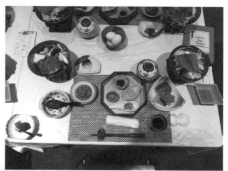

▲享用溫泉美食之際「食安」必在心

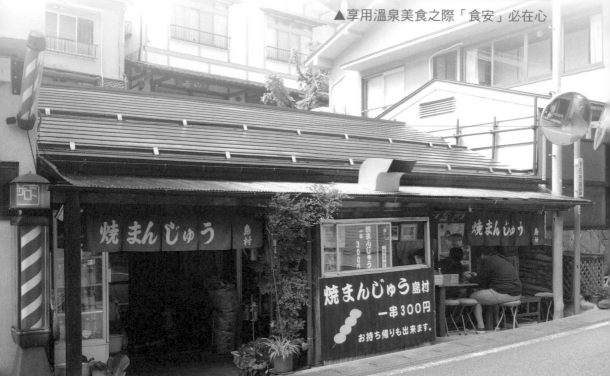

含有高濃度的鉛與鎘，而智利西部 Lascar 活火山附近 Socaire 及 Talabre 兩個城鎮所生產的蔬菜則含有非常高濃度的砷，換言之，活火山地區附近所生產之蔬菜有聚積砷與鉛、鎘等重金屬的疑慮。

　　雖然大部分的溫泉礦物質成分對人體有益，但民眾食用時仍要審慎，以免將含有重金屬或被其他有毒物質污染的溫泉作物吃下肚。在民眾享受溫泉養生風味餐的同時，衛生單位也應確保相關食材之安全性（食安）。

Q41. 泡溫泉有增加人體內重金屬含量的疑慮？

　　目前並未有因為溫泉浴而導致重金屬中毒的案例，而且根據種種研究顯示，只要不喝入含有重金屬的溫泉水，只是單純地浸泡，應不會有中毒的顧慮。此外，溫泉中的重金屬對於人體影響的研究並不多，像是泡湯時，泉質中「微量」重金屬經皮膚吸收後是否對人體有著尚未發現的好處？然而，面對某些泉質存有重金屬的事實，如何排除這些疑慮還是有賴毒物學的專家們投入心力去研究。

　　英國西南部的巴斯溫泉是世界頗負盛名的溫泉療養勝地，也曾經是英國治療鉛中毒的療養地，某些研究顯示：水位達頸部 3 個小時的浸泡浴療可以增加尿液鉛的排出。

　　自另一篇文獻〈溫泉愛好者有害重金屬暴露之生物偵測研究〉

中，泡溫泉可能有助於體內重金屬（砷、鎘、鉻、錳、鉛）從尿液或汗水代謝加速排出，但無法證實是否與溫泉促進循環代謝有關（李貞伶、毛義芳、陳美蓮，2005）。

筆者的研究也發現：42 位長期從事北投溫泉浴的湯客（泡青磺泉、白磺泉與鐵磺泉人數分別為 28 人、12 人與 2 人），絕大多數湯客是以單純保養身體為目的，每週泡溫泉的頻率以 2 次（11人，占 26.2%）居多，而單次溫泉浴的時間所占比例最高的為 30分鐘（12 人，占 28.6%），整體來說，42 位受試者臨床上並沒有出現砷、鎘、鉻、錳及鉛之重金屬中毒現象；至於北投的青磺泉湯客（溫泉浴持續期間 ≧ 6 個月，頻率 ≧ 1 次／週），其溫泉浴總時數〔25,531.29 ± 32,535.36（1,170 ～ 135,200）小時〕與體內（血液、尿液）的砷、鎘、鉻、錳及鉛等五種重金屬濃度高低並無正

溫泉礦泉水，您喝過了嗎？

　　近年來，含有各式成分的礦泉水逐漸商品化，舉例來說，比利時的 SPA 礦泉水、日本有馬溫泉的西打・鐵砲水（低溫碳酸泉，開瓶聲宛如鐵砲般而得名），還有法國的 Evian 礦泉水，其特別之處為三種泉質成分——低濃度之氯化物（4.5mg）、硫酸鹽（1.0mg）及重碳酸鹽（35.7mg），相較於其他礦泉水，雖因硫酸鹽之故味道偏重，但銷售量卻是世界第一！

性相關（陳家勉、張國榮、諶立中、顧毓琦，2009）。

　　其實，某些泉質中「微量」或是「極微量」的重金屬對於人體也是有幫助的，例如銅可清除自由基、美化肌膚、抗衰老；鉻有助減肥、降血糖；鉛能夠平衡酸鹼度、穩定重金屬污染的礦物質；錳是酵素，可抗氧化、抗衰老。所以，就安全上的考量，溫泉的重金屬泉質應有良好的規範，要訂定泉質安全的上限值，並評估長期浴療對湯客身體狀況的影響，而且浴療時也應在醫師之指導下完成，也不建議飲用含有重金屬的溫泉水！

北投湯客長期泡溫泉的頻率與單次所花費的時間

頻率（次／週）	人數（占比）
1	10（23.8%）
2	11（26.2%）
3	3（7.1%）
4	4（9.5%）
5	8（19.0%）
7	6（14.3%）

時間（分鐘／週）	人數（占比）
5	3（7.1%）
10	5（11.9%）
15	8（19.0%）
20	4（9.5%）
25	2（4.8%）
30	12（28.6%）
40	4（9.5%）
45	1（2.4%）
50	1（2.4%）
60	2（4.8%）

青磺泉湯客的洗溫泉總時數與血液、尿液重金屬濃度之相關性

	砷（血液）	鎘（血液）	鉻（血液）	錳（血液）	鉛（血液）
Pearson 相關 (註18)	－ 0.212	－ 0.136	0.019	－ 0.244	0.212
P 值 (註19)	0.278	0.489	0.924	0.211	0.278

	砷（尿液）	鎘（尿液）	鉻（尿液）	錳（尿液）	鉛（尿液）
Pearson 相關	－ 0.208	0.082	0.039	0.055	0.040
P 值	0.288	0.679	0.844	0.780	0.842

＊青磺泉的溫泉浴總時數（小時／次×次／週×52 週／年×年數）為 25,531.29 ± 32,535.36（1,170 ～ 135,200）小時

註 18：Pearson 相關係數分析：在統計學中，皮爾森相關係數（Pearson correlation coefficient）是用於度量兩個變數之間是否具有相關性，其值介於-1 與 1 之間；一般研究者認為：相關係相 0.7 以上為高度相關。

註 19：P 值統計假設檢定：P 值 <0.05 是具有統計學上的意義。

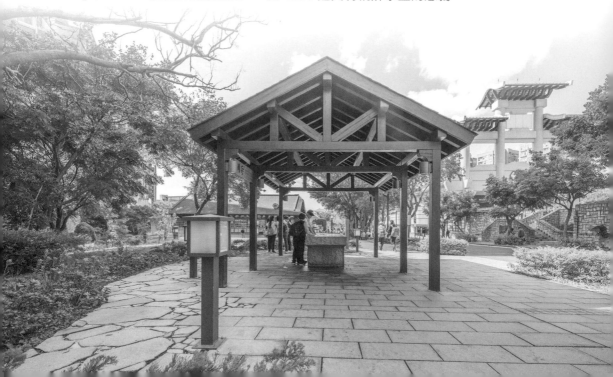

●────────── 溫泉中重金屬對人體的影響 ──────────●

　　國立陽明大學環境衛生研究所毛義方教授接受行政院國家科學委員會委託，進行「臺灣地區溫泉水中有害重金屬與主要陰離子之濃度及特性研究」，抽驗 76 處溫泉的 134 項樣本，發現部分溫泉含有砷、錳、鉻、鉛等重金屬成分，其中近六成樣本的錳含量超標；檢測數值顯示臺灣溫泉中重金屬的平均含錳濃度為 781.4 μg/L、砷為 229.1 μg/L、鎘為 2 μg/L、鉛為 16.6 μg/L、鉻為 6.5 μg/L。根據臺灣飲用水水質標準，飲用水的砷、鉛（2014 年 1 月 9 日下修不得超過 10 μg/L）、鉻、錳最大限值為 50 μg/L，鎘則是 5 μg/L。

　　‧**錳 (Manganese)**：錳本身是一種酵素及抗氧化之礦物質，多存在茶葉、黃豆、杏仁、栗子、花生與胡桃中。錳過量會造成神經系統退化，缺乏則易導致骨骼畸形、性功能降低及不孕等問題。Ogata 與 Izumo（1990）在動物臨床實驗中，於 24 小時前對老鼠皮下注射足量的錳（單一劑量），經暴露在低於致死劑量（sublethal dose）的 γ 射線中，發現錳具有防護放射線的效果；而酸性泉（pH 值 2 ～ 3）中的錳，還可殺死難治癒之異位性皮膚炎表皮上的葡萄球菌。

　　‧**砷（Arsenic）**：砷為類金屬（metalloids，介於金屬和非金屬之間，僅具有部分金屬或非金屬的性質），目前尚無確切的研究證據顯示砷會經由皮膚吸收進入人體；其主要途徑乃藉由食入

（大部分砷中毒的病例）或吸入所造成，因在溶解狀態下的砷極易吸收（吸收率約 60 ～ 90%）；而飲用水中可致皮膚病變之最低濃度為 0.103mg/L；長期飲用含有高濃度砷的飲用水，可能造成皮膚與周邊血管病變（烏腳病）及較高的致癌率，當飲用水中的砷濃度高達 0.35 ～ 1.14mg/L 時，皮膚癌、膀胱癌、腎癌、肺癌或結腸癌的罹病率便隨之增加。

在抗生素 Penicillin（亦稱青黴素）尚未發現前，數個世紀以來，砷泉大都被應用在梅毒及阿米巴痢疾的治療上，不過砷泉長期飲用易有致癌的風險，因此不建議當飲泉來使用；然而，現今仍有些人將砷泉以足浴作為浴療足癬（香港腳）之用。《礦泉療法》中記載砷泉的療效：提升骨髓的造血功能、加強並促進鐵的功能、甲狀腺拮抗作用、增加皮膚彈性，更有殺蟲及殺菌等效果，於是進一步將溫泉浴用以治療皮膚瘢痕、狼瘡、疥瘡及黴菌病等，而吸入法則可治療慢性呼吸道炎症；現代醫藥的腳步不斷邁進，各類疾病幾乎都發展出不錯的療法，如今像是為了治療甲狀腺疾病，是否有必要冒著致癌的風險而採用砷泉，實在值得我們深思。

・鎘（Cadmium）：鎘經常由工業排放或農藥噴灑而釋放於環境中，吸菸也等同是把自己暴露在鎘的危險之中，由文獻可知吸菸族群體內累積的鎘含量約為非吸菸族群的 2 倍（Lampe et al., 2008）；鎘中毒之主要來源則為一般民眾食用被污染的

穀物及相關製品，其中以內臟（如肝、腎）及貝類的鎘含量較高。急性鎘中毒的臨床症狀為噁心、嘔吐及腹痛，吸入後會引起肺水腫及化學性肺炎；長期暴露於鎘之中，會造成腎臟近端腎小管的傷害，一旦腎小管的功能受損，較小分子的蛋白質及鈣便自尿液中流失，引發骨軟化症（osteomalacia）、假性骨折（pseudofracture）及全身到處疼痛的「痛痛病」（Itai-Itai disease）（註20）。

· **鉛（Lead）:** 與鉛暴露有關的工業包括電池製造業、含鉛油漆業、廢棄物拆除業、塑膠製造業、印刷業及鉛產品的軟焊（soldering）、燃料添加物與半熔之玻璃原料（frit）製造業等；食物中含有的鉛較不易為成年人的胃腸道所吸收（吸收率僅20～30%），但孩童的吸收率卻可達50%。通常無機鉛不會被完整的皮膚吸收，反之有機鉛化合物〔如四乙基鉛（tetraethyl lead）或四甲基鉛（tetramethyl lead）〕就能依循本身顆粒的大小進入肺部；介於0.5～5.0μm的微粒可沉積於肺泡進入人體，而較大微粒則附著於上呼吸道的喉嚨處被吞入，再由胃腸道吸收。

註20：痛痛病最早發生於1931年，日本富山市神通川下游地區，因民眾食用鎘所污染的稻米及飲用水而引發的疾病；體內蓄積過多的鎘會損害腎功能進而導致骨軟化，病人感到手腳疼痛，全身各處很容易發生骨折。

人體對鉛毒性最敏感的部位為造血系統，當血液中鉛濃度達到 $50\mu g/dL$ 時，病人於臨床上便會出現貧血的症狀；而神經系統主要也是鉛的作用器官之一，一旦血液中鉛含量高達 $80\mu g/dL$ 即會出現腦病變，傷及小動脈及微血管，形成腦水腫、腦壓上升、神經退化及神經膠質增生，而周邊神經病變則是運動神經傷害造成腕垂（wrist drop）或足垂症（drop foot），若讓腎臟長期暴露在鉛的環境中則會產生慢性腎衰竭。

・鉻（Chromium）：鉻的化合物包含元素態、二價、三價、四價及六價鉻等型態，其中三價與六價鉻為人體接觸機會最高的鉻化合物，又以六價鉻和急性中毒、慢性健康危害關聯最大。

六價鉻在工業上的用途極廣，除了皮革鞣皮、化學合成催化劑、農藥殺菌劑、木材防腐、紡織及染整工業等，焚化爐、水泥廠、煉鋼廠及污水中均可能排出六價鉻；一般非職業性的曝露程度應不致嚴重危害健康，但急性暴露於鉻卻可能導致腸胃道症狀及腎臟病變，而與職業相關的慢性鉻（六價鉻）曝露，已有不少研究指出六價鉻與肺癌、鼻竇癌有關，至於三價或其他價的鉻目前尚無足夠證據顯示其致癌性。

Q42. 溫泉區長期散發之硫磺氣常導致附近居民電器耗損，是否也會影響健康？

　　湯客泡溫泉時因通風不良以致發生硫化氫（H_2S）中毒，而清掃溫泉水儲存槽不慎導致硫化氫中毒的不幸事件也時有所聞，究竟硫化氫氣體長期被吸入體內，對身體是否會產生不利的影響？首先我們要了解硫化氫是一種無色、有毒的氣體，分子量 34.08，比空氣（分子量約 28.8）重，可燃、具爆炸性，高濃度的硫化氫氣體對人體是有害的！所以，溫泉浴場，尤其是湯屋內的空氣品質與通風格外重要。

　　若硫磺氣會影響電器壽命，是否也會影響健康？常聽聞北投溫泉區居民家中的電器用品每隔一段時間就會因磺化問題而必須送修或更換。到過北投溫泉區的人應該都曾聞到過一股蛋臭味，這就是空氣中瀰漫的硫化氫氣體味道，濃度至少有 0.13ppm，而按照我國政府制定的安全標準，人體所能承受的硫化氫氣體安全暴露值是 7 小時內、濃度 20ppm，超過這個時間長度與濃度即會對人體健康造成危害。

　　北投溫泉的硫化氫濃度高低排序為白磺泉＞青磺泉＞鐵磺泉，偵測北投硫磺谷（白磺泉產出地）及地熱谷（青磺泉湧出處）周邊空氣中硫化氫氣體濃度24小時變化，發現北投居民居住之區域，空氣中硫化氫氣體的濃度應屬於低濃度的，也就是較無硫化氫氣體中毒的顧慮。

筆者曾私下針對民國 81 ～ 90 年台北市北投居民，進行有關
肺炎、支氣管炎、肺氣腫與氣喘、肺癌、鼻咽癌、心臟疾病每 10
萬人口之死亡率連續 10 年的流行病學調查，並未發現上述疾病之
發生率與台北市其他 11 個行政區的居民有明顯統計學上的差異。

人體於曝露不同濃度硫化氫後之生理效應

氣味強度	濃度 (ppm)
閥值（根據臺灣標準）	0.02
最低能嗅出的濃度	0.13
輕微，但很快地就可以嗅出的濃度	0.77
中度，可明顯且容易地聞出的濃度	4.6
7 小時的暴露下還算安全的濃度	**20**
強烈，且讓人厭惡的味道，但是還可忍受的濃度	27

生理效應	濃度 (ppm)
眼睛及呼吸道出現明顯的刺激作用	50
嗅覺疲乏	100
嗅神經麻痺	150
長時間的暴露會導致肺水腫	250
頭暈，在數分鐘內呼吸停止	500
意識很快喪失，如未及時急救，將會死亡	700
虛脫，呼吸麻痺	1000
立即死亡	5000

＊資料來源：Clinical environmental health and toxic exposures,Lippincott Williams
& Wilkins Co.，2001 ：716-22.

反而，拙作《A white sufur and sodium bicarbonate hot-spring on pulmonary function in normal subjects》針對 50 位健康人的調查，發現從事白磺泉全身浴 20 分鐘，相較於碳酸氫鈉泉或自來水，有「益肺」的效果。在良好的通風環境下，低濃度（0.274 ～ 0.283 ppm）的白磺泉確實有助於健康人呼吸道的通暢，也就是說，對於肺功能而言，並無害處，甚至是有幫助的。

另外，《北投溫泉業勞工之肺功能調查》也發現，北投溫泉業勞工相較於烏來溫泉業及水療業之勞工有較佳的肺功能狀態。北投溫泉業溫泉池勞工或是廚師的肺功能與其他職位的勞工並未有所差異，資深或較年長的北投溫泉業勞工反而有較佳的肺功能狀態，此研究結果也大致排除了北投溫泉硫化氫氣體對於溫泉業勞工肺功能的負面影響。

泡強酸性北投青磺泉時為何不會腐蝕皮膚？

北投青磺泉是位於新北投公園旁的地熱谷（舊稱地獄谷）一帶，為一天然湧泉，泉溫介於 50 ～ 75℃間，pH 值 1 ～ 2，泉水呈淡綠色，泉質中主要含有硫酸根離子（約 2600ppm）、鈉離子（約 1000ppm）及氯離子（約 3000ppm）等成分，為一酸性之硫酸鹽氯化物泉，對於慢性皮膚病及關節肌肉痠痛皆頗具療效。

地熱谷出口處附近的溫泉浴室及北投公園內之露天溫泉浴場皆為青磺泉，因具有強酸的泉質，對皮膚的刺激性較強，建議膚

質較過敏的人，在浴用前不妨先利用前臂的皮膚上測試一下，確定泉質是否合適後，再行全身的浸浴。

為何 pH 值介於 1～2、如此強酸性的青磺泉對皮膚竟然無立即腐蝕性？眾說紛紜：(1)氫離子化合物是否具有腐蝕性，與結合陰離子後所形成的化合物之屬性有關，而與氫離子濃度沒有絕對關係；像是氫離子與氯離子結合成鹽酸（HCl）、與硝酸根結合成硝酸（HNO$_3$）、與硫酸根結合成硫酸（H$_2$SO$_4$），上述化合物皆屬具腐蝕性的強酸，然而單就高濃度的氫離子（低的 pH 值）除了對皮膚具有刺激性外，短時間的浸泡下不會有明顯的腐蝕性。(2)青磺泉與皮膚上的皮脂結合後形成的化合物較不具有刺激性，因此沒有預期性的皮膚腐蝕感。(3)由於青磺泉之泉溫介於 50～75℃，使用前，湯客一般會混以常溫的自來水來降溫，青磺泉一旦稀釋後，便沒有那麼強烈的刺激性了。

即使如此，青磺泉的強酸性泉質即便經過稀釋，對於皮膚仍具有刺激性，老年人及敏感性膚質者較不適合頻繁地泡青磺泉，建議浴後仍要使用自來水沖洗皮膚上殘留的青磺泉水，以免發生「溫泉反應」（湯惡）（註21）。

註21：「湯惡」又稱「溫泉反應」、「溫泉疲憊症」是指溫泉浴開始後的 2、3 天至 1 週左右期間所出現的反應，可分全身症狀或局部症狀。全身症狀包括疲勞倦怠感、食慾增進或減退、便祕或腹瀉、嗜睡或失眠、頭痛、心悸、眩暈及發燒等；局部症狀主要是溫泉性皮膚炎（酸性泉浴皮膚炎）。

若出現溫泉反應，無須過度擔心，一般只要 1、2 天不要洗溫泉浴，身體狀況就會自然恢復。有效的預防措施包括放鬆、降低初浴水溫、縮短入浴時間與減少飲泉的飲用量等。此外，一旦出現溫泉反應，一定要立即停止泡溫泉，並暫停旅遊行程，充分休息。

入門知識研究室

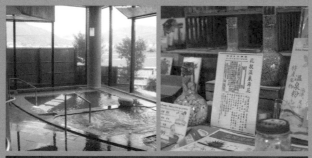

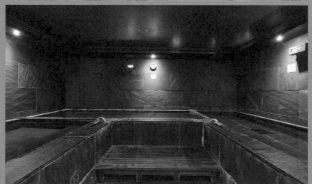

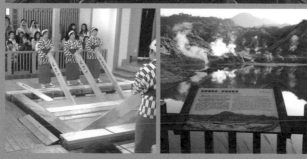

入門知識研究室

　　從地底下自然湧出的泉水，水溫高於當地年均溫 5℃（或
10℉）以上者，便稱為溫泉。由於世界各國的緯度與氣候俱不相同，
因此對溫泉的定義亦有差異，如義大利、法國、德國、希臘等以高
於 20℃ 者為溫泉；美國超過 21℃ 者屬之；而日本及南非則以 25℃
為劃分標準。

　　但隨著地球暖化，世界各地年均溫皆有上升的趨勢。所以，未
來關於溫泉在年均溫方面也可能需要逐年上修；至於溫泉產出的方
式，目前也不強調一定是要「自然湧出」，像是經由探鑽方式抽取
層封的化石水，只要合乎溫泉的泉質標準也可稱為溫泉。然而，世
界各國溫泉的泉質類別與成分亦不盡相同，在泉質上目前並無統一
標準。

天然溫泉依泉溫不同可分為四種

溫泉種類	泉溫	地質特色
沸騰溫泉	>97℃	火成岩區和變質岩區
高溫溫泉	75 ～ 96℃	火成岩區、變質岩區及沉積岩區
中溫溫泉	50 ～ 74℃	變質岩區
低溫溫泉	30 ～ 49℃	沉積岩區

Q43. 溫泉也有真假？如何分辨是否為天然溫泉？

常有人問：「如何分辨真假溫泉？」因為有許多將自來水或地下水，甚至是井水加熱後充當溫泉，或在溫泉中摻水稀釋、加水降溫、添加人工入浴劑，還是將使用過的溫泉泥重新加工利用，這些都是許多喜愛泡湯的湯客常有之疑慮。其實，要分辨是否為真正天然的「純」溫泉很簡單——只要到源頭處查看，另外再將溫泉水進行化驗，便可水落石出了！

從泉源端到湯客使用端的過程中，溫泉水經過輸送、儲存等過程後，泉質或多或少都會產生某種程度上的改變，譬如一家擁有同時可讓數十位湯客使用溫泉之大型溫泉旅館，為了盡快將湯溫調整到適合人體溫度，

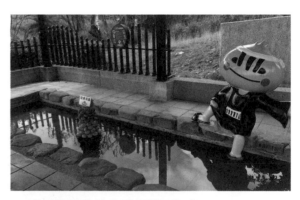

▲ 四重溪溫泉的泉質是透明無色

可能透過加水降溫或加熱增溫，這些作法都會讓泉質發生改變；同樣地，若是使用循環過濾系統的溫泉，為了確保循環過濾的泉水衛生無虞而使用氯類消毒劑，也會減少溫泉的效能。

所以，在日本，其政府明文規定，溫泉如有加水、加溫或循環利用的情形，溫泉業者即必須明示其理由與目的。另外，對於在溫泉水中加入浴劑或經過消毒者，也必須揭示其入浴劑名稱與

消毒方法，也就是說業者有充分告知湯客泉質完整訊息之義務。

此外，泡湯後的感覺也可供湯客參考——**真正的溫泉，浸泡後會感覺有一種特殊的滑溜感，且溫泉的溫熱效應良好，浸泡後散熱也比較慢，所以浴後會有一種熱呼呼的感覺。**

進一步說，還有其他簡易的方式來辨別不同的泉質，如**鐵泉**剛湧出時是透明、無色狀，但因氧化（老化）的關係，湧出後泉質會呈現鏽紅色；號稱牛奶湯的**白磺泉**在外觀上就像牛奶般的乳白色；**硫磺泉**聞起來會有蛋臭味；**碳酸泉**的主要成分是二氧化碳，浴池底處會不斷地冒出小泡泡，浸泡時，皮膚上會迅速地佈滿小氣泡；此外還有**天然礦泥**，其外觀及觸感是細緻且均勻。

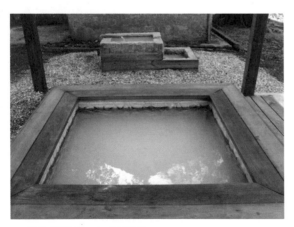

▲「牛奶湯」之白磺泉

━━━ 人工智慧下的溫泉產物──人工溫泉 ━━━

「人工溫泉」就是人為加工的溫泉，譬如在家或公共浴室的浴槽中，將自來水加熱與入浴劑加工而成的溫泉即屬之。另外，北投白磺泉的泉源主要來自硫磺谷，經由自來水公司引地表水注入噴氣孔的池中，如此氣、水混合之後便形成「所謂的」人工溫泉，此氣體或地熱（蒸氣）所產生之酸性硫酸鹽泉泉溫介於 50 ～ 97℃之間（30℃以上），所以在溫泉的定義上也算是溫泉。

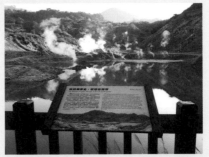
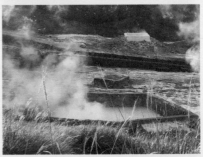

▲臺灣可參考日本草津溫泉之湯畑規模，將硫磺谷特殊的景觀整建成獨樹一格的景緻

●**人工溫泉機**：人工溫泉機是時代創新下的產物，以天然礦石為泉種，透過機器調製出富含礦物質之各類符合溫泉標準的溫泉水，讓一般人在家也可以享受泡湯的樂趣。其特色在於跳脫區域的限制（可於非溫泉區使用）及汰除自然溫泉中重金屬等對人體有害之物質。目前，在臺灣的人工溫泉機大致上可依使用商家的需求或不同客群進行客製化設計，分為營業型及家用型兩種。營業型人工溫泉機可在 SPA

會館、美容養生館及水療館等處所使用，而家用型人工溫泉機則相對小型，可接上住家浴室中的水龍頭導入熱水，另一端出口便會流出溫泉（如碳酸氫鈉泉）可供享用。

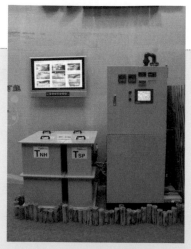
▲ 營業型之人工溫泉機

在日本，1000PPM 以上的高濃度的人工碳酸泉，目前已可用人工溫泉機製造出來且應用在醫療上。因為日本溫泉中碳酸泉所占比最少且因地質不穩定、泉溫較高的關係，其二氧化碳的濃度相對於德國較低，但應臨床需求而開發出具療效的碳酸泉人工溫泉機，括家庭用之小型、安裝簡易的高濃度碳酸泉人工溫泉機（淋浴、足浴、全身浴），其所製造出的人工碳酸泉與天然碳酸泉的差異除氣泡大小不同外，人工碳酸泉單純是二氧化碳氣體溶於水的溶液，而天然碳酸泉則另含多種礦物質與氣體，人工碳酸泉雖然同樣具有增加血液循環的效果，但在整體效應上還是與天然的碳酸泉有所不同。

●人工浴劑：即含有溫泉成分的人工浴劑，包括無機鹽類、碳酸氣體類、藥用植物類、護膚類、清涼類及酵素類等，劑型上可分為粉末、顆粒、錠劑、粒劑及液體等，依泉種及添加物類別不同而有不同的效果，如增進皮膚血流、保溫效果（硫酸鈉、硫酸鎂及氯化鈉等無機鹽類）、清淨皮膚（碳酸氫鈉）、保濕（蘆

薈、胺基酸）及放鬆（搭配個人喜好之芳香劑）等。

市面上可購買的關子嶺溫泉粉，就是在地的溫泉泥所製作；日本各地的溫泉區也都可以購買到該區的溫泉粉，而在草津溫泉區溫泉街的商店中，甚至陳列販售來自日本各地知名溫泉區的人工浴劑。

市售的人工碳酸泉浴劑，雖然二氧化碳的濃度較低，但還是可幫助消除疲勞。一般而言，二氧化碳濃度要達到 1000ppm 以上才具有醫療效果，但碳酸泉浴劑所產生的二氧化碳氣泡也因濃度較低幾乎不會附著在皮膚上，所以在疾病的療效上是不及人工溫泉機所製造出高濃度的人工碳酸泉。

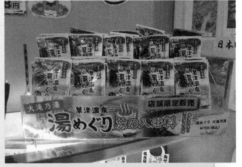

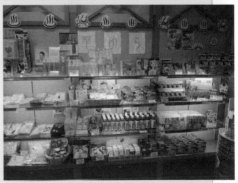

在日本，有許多關於人工碳酸泉浴劑證實對於心血管疾病、風濕關節病與褥瘡等的臨床應用是有效的！像是利用人工碳酸浴劑來治療薦骨、股骨大轉子、腳趾及腳跟的褥瘡，但基本上其中二氧化碳之濃度要能夠符合碳酸泉療養泉之標準。

▲ 日本知名溫泉區之溫泉入浴劑

Q44. 冷泉不是溫泉？加熱後竟會變成溫泉？

曾有某位直轄市觀光局長接受電視採訪時提到：「冷泉加熱就會變成溫泉」，惹出了不少爭議！真的是將冷泉加熱後就能當作溫泉使用，也具有健康效益？

根據臺灣「溫泉法」中第三條有關溫泉的定義——符合「溫水」特殊成分中游離二氧化碳之標準為溫泉露頭或溫泉孔孔口測得之泉溫大於 30℃ 且泉質符合游離二氧化碳 250mg/L 以上者，而「冷水」則是指溫泉露頭或溫泉孔孔口測得之泉溫小於 30℃ 且其

臺灣的溫泉標準

泉類	泉溫	泉質
溫水	溫泉露頭或溫泉孔孔口測得之泉溫為 30℃ 以上	· 溶解固體量（TDS）在 500 mg/L 以上 · 主要含量陰離子：碳酸氫根離子 250 mg/L 以上、硫酸根離子 250 mg/L 以上或氯離子（含其他鹵族離子）250 mg/L 以上 · 特殊成分：游離二氧化碳 250mg/L 以上、總硫化物 >1mg/L、總鐵離子（亞鐵離子 + 鐵離子）>10mg/L 或鐳大於一億分之一（curie/L）
冷水	溫泉露頭或溫泉孔孔口測得之泉溫低於 30℃	· 游離二氧化碳為 500 mg/L 以上（只有蘇澳冷泉符合標準）
地熱（蒸氣）	溫泉露頭或溫泉孔孔口測得之蒸氣或水或其混合流體	· 符合「溫泉法」第二條泉溫及泉質規定者（請參考第 265 頁「附錄二臺灣溫泉標準」）

游離二氧化碳為 500 mg/L 以上者，宜蘭縣蘇澳鎮的冷泉便是同時具有符合「冷水」及「溫水」標準之碳酸泉。

蘇澳冷泉在形成的過程中，因為地梯溫度的緣故在地下 1 公里處的碳酸泉溫約為 45 ～ 50℃（此時抽取利用時便是「溫水」之碳酸泉），而在泉水上升的過程中經由膨脹與吸收熱量後到達地面時泉溫已降至 22℃ 低溫之「冷水」碳酸泉了，所

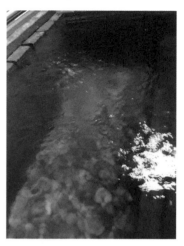

▲ 在蘇澳，有冷、熱之碳酸泉可供選擇

以該鎮上會同時擁有冷、熱泉之渡假飯店倒是一點都不足為奇了。

冷泉如符合溫泉定義，不加熱時本身就是溫泉，溫泉定義中「冷水」之蘇澳冷泉經加熱後會成為蘇澳冷泉之「熱水」，因為蘇澳冷泉碳酸泉本身就是符合臺灣溫泉定義的泉種，其「冷水」與「熱水」兩者之間的差異則在於溫度與二氧化碳濃度的不同罷了，泉水本身所具有的健康效益並未消失。但至於其他種類冷卻之溫泉再加熱成為原來熱溫泉的過程，只不過是一種物理變化罷了，泉質為何其實早在泉源處採驗的當下便已經確定了，只是經過一冷一熱的過程，其泉質肯定會「老化」〔請參考第218頁（Q47. 溫泉也有老化現象？會影響功效嗎？）〕不少！

在日本，只要是泉溫及泉質不符溫泉標準的泉水都稱之為冷泉，並不會有臺灣之冷水（蘇澳冷泉）又可稱之為溫泉的混淆與

困擾。另一方面，泉溫低於 30℃、泉質符合臺灣溫泉標準的某些
冷泉（碳酸氫鈉泉）在日本只能當作冷礦泉來認定。

　　高雄市的壽山俗稱柴山，柴山龍巖洌泉位於高雄市鼓山區鼓
山三路柴山登山口處，而該洌泉只有在雨季時才會有清澈的「冷
泉」湧出，根據當地居民的說法，只有在下大雨時，才會出現「冷
泉」，一旦出現冷泉，當地居民也只會到該池中泡泡腳而已，因
水源極不穩定，據聞未曾有人取之飲用或加熱後泡澡（至於柴山
龍巖洌泉是否為每每「驟豪雨」後排放至疏洪池之山澗雨水便不
得而知了）。

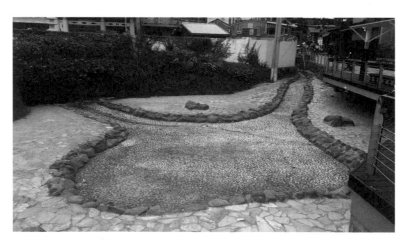

▲ 龍巖洌泉乾涸的時間居多

日本溫泉之定義

依照是否符合日本溫泉泉溫及泉質定義之標準來分類時，日本溫泉大致上可分為冷礦泉、冷泉、溫泉及單純泉等四類，如表所示：

泉溫	25℃以下	25℃以上
符合泉質標準	冷礦泉	溫泉
不符合泉質標準	冷泉	單純泉（但符合療養泉之標準）

針對泉溫（泉源處採樣時的溫度）為 25℃ 以上的溫泉進一步分析，可了解日本溫泉的泉質特色。

泉溫 25℃以上	
物質名	含有量（1 kg 中）
溶存物質（氣體除外）	總量 1,000 mg 以上
遊離二氧化碳（CO_2）（遊離碳酸）	250 mg 以上
鋰離子（Li^+）	1 mg 以上
鍶離子（Sr^{2+}）	10 mg 以上
鋇離子（Ba^{2+}）	5 mg 以上
總鐵離子（$Fe^{2+}+Fe^{3+}$）	10 mg 以上
錳離子（Mn^{2+}）（第一錳離子）	10 mg 以上
氫離子（H^+）	1 mg 以上
溴離子（Br^-）	5 mg 以上
碘離子（I^-）	1 mg 以上
氟離子（F^-）	2 mg 以上
一氫砷酸根離子（$HAsO_4^{2-}$）	1.3 mg 以上
偏亞砷酸（$HAsO_2$）	1 mg 以上
總硫磺（S）（對應之 $HS^-+S_2O_3^{2-}+H_2S$ 等物質）	1 mg 以上
偏硼酸（HBO_2）	5 mg 以上
偏矽酸（$H_2S_iO_3$）	50 mg 以上
碳酸氫鈉（$NaHCO_3$）	340 mg 以上
氡（Rn）	20（百億分之 1 居甲單位）以上
鐳鹽（以鐳而言）	1 億分之 1 mg 以上

＊資料來源：日本環境省

Q45. 溫泉水與自來水有何差別？

不少溫泉業者，甚至有些復健科醫師都無法確切區分出溫泉與自來水的不同之處，那麼「泡溫泉」與「泡自來水澡」的效果又有何不同呢？一般而言，溫泉與自來水同樣具有潔淨身體的功能外，其物理作用雖與自來水差不多，但在持續性的溫熱效用上，溫泉應是略勝一籌，至於溫泉泉質中的化學成分與非特異的變調作用則是溫泉本身所特有。

溫泉水與自來水究竟有何不同？自來水是指水廠將取自湖泊、河流、水井或水庫等水源的淡水，經過混凝、沉澱、過濾、消毒等淨水工序，再經由輸配之水管道供水給終端的用戶，其主要成分是水及礦物質。台北都會

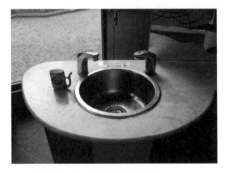
▲ 溫泉之飲泉台與溫泉杯

區的自來水主要來自南勢溪，位於新北市的翡翠水庫則是備用水源；南勢溪畔有野溪溫泉且各具特色的溫泉旅館林立，其實也注入不少烏來的溫泉，所以，台北市民的飲用水中其實含有少量的碳酸氫鈉泉。

如本篇文章開頭所述，依據學理，溫泉是指地底下自然湧出的泉水，其水溫高於當地年平均溫度5℃（或 10 ℉）以上。依據

臺灣「溫泉法」的定義，溫泉要符合溫泉基準之「溫水」、「冷水」、「氣體」或「地熱」（蒸氣），至於溫泉產出的方式，目前也不強調一定是要「自然湧出」，另經由探鑽方式所抽取層封的化石水，只要合乎溫泉的泉質標準的皆可稱之為「溫泉」。

不論是火山性溫泉還是非火山性溫泉，溫泉形成的過程中會溶入周邊岩石、地層中的化學成分，而溫泉中的溶存物質包含了游離碳酸、鋰離子、鍶離子、鋇離子、鐵離子、錳離子、氫離子、溴離子、碘離子、氟離子、砷酸氫離子、偏亞砷酸離子、總硫磺、偏硼酸、偏矽酸、碳酸氫鈉、氡及鐳鹽等，而上述這些溶存物質也就是目前日本溫泉所定義的泉質內容。

Q46. 如何得知哪些溫泉水可以喝？對身體有何功效？

溫泉可以喝嗎？這個問題應該修正為臺灣的溫泉可以喝嗎？每當被詢問到這個問題時，筆者都會反問：「您敢喝嗎？為何會想喝？」其實在其他知名的溫泉國家根本不存在這個問題，如義大利、捷克的卡羅維瓦利「國王溫泉」、瑪麗安斯凱「皇后溫泉」之溫泉城與日本群馬縣的四萬溫泉鄉都是以飲泉為主體的溫泉療養地。

飲泉一般採用礦泉之自然溫度，按照溫度可區分為溫飲（40～

50℃）和冷飲（20 ～ 25℃）兩種，而飲用所需溫度則依病情和治療目的來決定。

　　早在 17 世紀時，義大利醫師們便將溫泉飲用納入醫療處方，並依照不同的疾病予以飲泉治療，像是飲用硫酸根的泉質來治療頑固性便祕、腎結石患者飲用碳酸氫根泉，更有研究顯示：**飲泉治療可防止草酸鈣結石的產生**（Achilles, Freitag, Kiss, & Riedmiller，1995）。每年有來自 80 個國家、8 萬人次的遊客造訪卡羅維瓦利，這裡的溫泉（pH 值 6.8 ～ 7.0）中含有鉀、鈣、鎂、鋰、硒等多種礦物質，光是供給住宿的床位便有 10,000 床，由近100 位專業醫師提供溫泉浴療、飲泉及洗腸等服務。

　　飲用富含各種化學成分的溫泉會產生不同的生理效用。可飲用的溫泉主要是被應用於腸胃道及內臟器

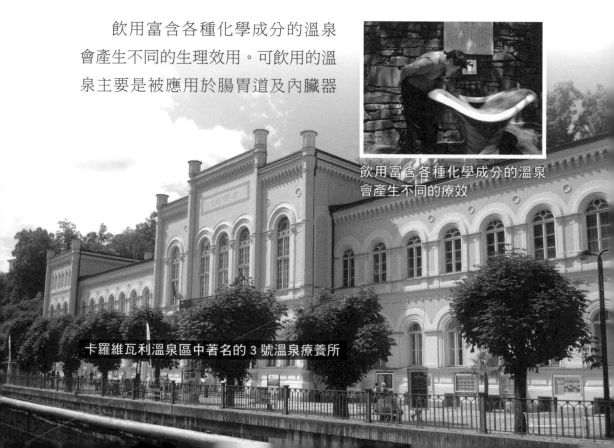

飲用富含各種化學成分的溫泉會產生不同的療效

卡羅維瓦利溫泉區中著名的 3 號溫泉療養所

官方面的疾病，像是**微鹼性之碳酸氫鈉泉有助於慢性胃炎、食鹽泉及碳酸泉可以增加胃黏膜血流及增加胃分泌的能力**，而飯前飲用碳酸氫鈉硫酸鹽泉，則有助於提高飯後胰島素及膽汁酸之濃度。

目前，國內還尚未將溫泉正式當作飲泉使用，也未訂定溫泉水的飲用標準，部分溫泉區業者會標示該溫泉可飲——大都屬於碳酸氫鈉泉。基本上，只要泉質衛生安全無虞且符合溫泉水的飲用標準，在擁有政府的飲泉許可證及醫師的指示下便能飲用。

若非飲溫泉水不可的話，請注意，**要飲用源頭處新鮮湧出的天然溫泉水**，一來是基於清潔衛生的考量，二來較可以避免溫泉的「老化作用」。

當飲泉喝到腹脹、噁心、食慾不振時即表示喝過量了，必須立即停止飲用溫泉水。

此外，拉肚子時要避免飲用硫磺

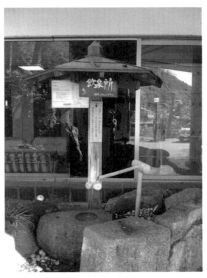

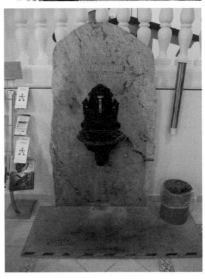

▲ 想喝溫泉水時，路邊的飲泉所絕對沒有比飯店裡的飲泉設施能方便取得

泉與碳酸泉，若有腎臟病、高血壓或身體浮腫時也不要喝氯化物泉、碳酸氫鈉泉及硫酸鹽泉。至於火山岩區的溫泉多少含有重金屬成分，飲用多了，對身體也不好，所以建議不飲用為宜。

飲泉中有害成分之每日最大限值

基準適用對象之溫泉水成分	飲用最大限值
成人（16 歲以上）	
含砷溫泉水	・飲用總量：0.3/A × 1,000 ml ・每日總攝取量：0.3 mg
含銅溫泉水	・飲用總量：2.0/A × 1,000 ml ・每日總攝取量：2 mg
含氟溫泉水	・飲用總量：1.6/A × 1,000 ml ・每日總攝取量：1.6 mg
含鉛溫泉水	・飲用總量：0.2/A × 1,000 ml ・每日總攝取量：0.2 mg
含汞溫泉水	・飲用總量：0.002/A × 1,000 ml ・每日總攝取量：0.002 mg
含游離碳酸溫泉水（單純碳酸泉、碳酸重曹泉等）	・每日總攝取量：1,000 mg
孩童（15 歲以下）	
8 ～ 15 歲	成人總量的 1/2
5 ～ 7 歲	成人總量的 1/3
3 ～ 4 歲	成人總量的 1/6
2 歲以下	成人總量的 1/10

＊「A」表示溫泉中所含成分的重量（mg/L）。

＊資料來源：植田 理彥、甘露寺 泰雄、前田 真治、光延 文裕、倉林 均、青山 英康…大塚 吉則（2004）・《新溫泉醫學》・東京：日本溫泉氣候物理醫學會。

除礦泉水外，溫泉水也可以製作礦泉汽水

世界上著名的溫泉礦泉水有比利時的 SPA 礦泉水、法國的 Evian 依雲天然礦泉水及 Volvic 富維克天然礦泉水等。

源自日內瓦湖畔法國小鎮 Évian-les-Bains 的著名 Evian 天然礦泉水及來自法國中部歐維納省富維克小鎮的 Volvic 天然礦泉水，熱量都只有 0 大卡且含有低濃度的氯化物、硫酸鹽及重碳酸鹽等三種溫泉成分，而水中的硫酸鹽與鎂離子成分會讓礦泉水喝起來略帶苦味。

此外，Evian 天然礦泉水中另含有鍶（0.4mg/L）及偏矽酸（19.5mg/L）成分，應具有美容護膚、增加皮膚彈性的效用。

溫泉水除了可包裝為礦泉水外，也能製作成礦泉汽水，如日本有馬溫泉的西打‧鐵砲水，而國內所販售的納姆內 [ラムネ（lemonade）] 彈珠汽水也是使用碳酸泉製造出來的汽水，其主要原料為碳酸氣、糖（砂糖或果糖）、香料、檸檬酸等（每 100 毫升的營養標示則是鈉 5 毫克、蛋白質 0 公克、脂肪 0 公克、碳水化合物 9.2 公克、熱量 37 大卡），據聞使用的是宜蘭縣蘇澳鎮碳酸泉水而於苗栗縣銅鑼鄉加工製造，其內含物是與日本有馬溫泉鐵砲水的成分類似。口感上，一般市售的汽水與天然碳酸泉所製造出的汽水風味不同，可以立判，所以有空時不妨到蘇澳冷泉一遊，在附近的雜貨店賞一瓶來喝喝看，體驗一下箇中滋味。

Q47. 溫泉也有老化現象？會影響功效嗎？

　　原本處於地下高溫及高壓的天然溫泉湧出地表後，溫度及壓力的驟降，加上陽光及空氣的曝觸後，使得泉質發生變化，造成氣體成分（碳酸泉之二氧化碳、硫化氫泉之硫化氫及放射能泉之氡氣）的逸失與不溶解性物質因氧化作用（如二價的鐵離子氧化成三價的鐵離子）而發生沉澱現象，此一過程被稱為「天然溫泉的老化現象」。

　　一般而言，剛於地表湧出之「新鮮」溫泉的療效及生物學上的作用最強，也就是說，若將溫泉擱置一段時間後再使用，其療效會大打折扣。溫泉於湯客使用前，不論是經由汲取、管線運輸、

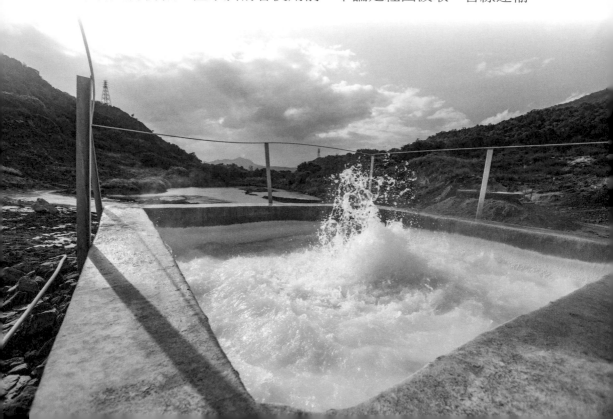

儲存、過濾或是添加藥品，其溫泉療效都會隨著溫泉湧出後曝露時間的增加而降低。值得一提的是，**循環利用過後的溫泉水會有老化的問題，所以在溫泉的效能上是較差的。**

　　溫泉的老化現象可由溫泉水的氧化還原電位（ORP，Oxidant Reduction Potential）測得，經由溫泉源頭與湯客浴槽使用端之間的相對電位變化，大致上可以了解溫泉的老化程度。使用「ORP30 測試計」測試北投白磺泉分別於曝露下及瓶裝中老化 10 日趨勢之結果顯示：開始於使用端出水口白磺泉之 ORP 值為 468mV（51.5℃），而後 10 日內室溫下不論是曝露下或是瓶裝中白磺泉的 ORP 值都是呈現不斷氧化（老化）逐漸增高的趨勢，直到第 7 日後才呈現較穩定的狀態，而曝露下白磺泉的 ORP 值都是持續高於瓶裝中白磺泉的 ORP 值。

　　簡而言之，溫泉位於地底下時是處於一個高壓、高溫又缺氧的環境，是屬於還原態，而一旦從泉源處湧出後即開始氧化（老化），因此，隔絕空氣的接觸、減少儲存的時間及縮短泉源處至浴池使用端之間的距離等都是降低溫泉老化的方式。而飲泉在使用時，最好是選擇盡量接近於源頭的溫泉水，除了考量清潔衛生的問題外，其「老化」現象也是考量的重要因素之一。

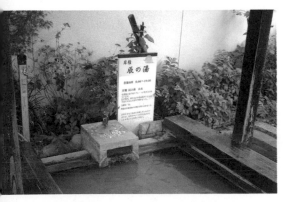

▲「老化」後的黃金之泉

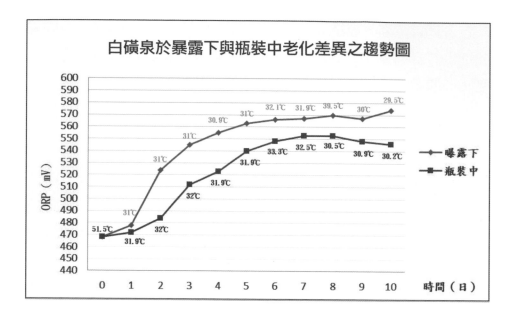

白礦泉於暴露下與瓶裝中老化差異之趨勢圖

Q48. 碳酸氫鈉泉與碳酸泉有何不同？用來泡湯 或飲用時有何注意事項？

　　臺灣位於西太平洋島弧重要的一環，由於地殼間板塊運動活躍，島上的地震頻繁且地表地熱徵兆強烈，目前已發現的溫泉徵兆區包括龜山島與綠島（擁有世界罕見的海底溫泉──綠島朝日溫泉）遠近馳名，加上後火山活動並擁有豐沛的雨量，造就了臺灣當前豐富的地熱及溫泉資源，實堪稱為「溫泉寶島」。

　　依地理性質分類，臺灣的溫泉大致可分為：(1)火成岩區（約占 1/4）：如大屯火山群、龜山島和綠島，所產之溫泉以**硫酸鹽泉**為主；(2)變質岩區（約占 2/3）：如雪山山脈和中央山脈東西兩側，

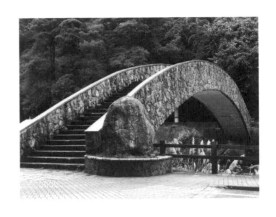

所產之溫泉以**碳酸氫鈉泉**為主；
(3)沉積岩區（約占 1/5）：如西
部麓山帶、蘭陽平原和海岸山
脈，所產之溫泉以**碳酸氫鹽泉**
與**氯化物泉**為主（宋聖榮、劉
佳玫，2003）。

　　臺灣地區的溫泉泉質多屬於碳酸氫鈉泉（烏來溫泉及礁溪溫
泉均屬之）。在臺灣，碳酸氫鈉泉與碳酸泉是最容易被人搞混的
兩種泉質，最常被誤認的情況即是將碳酸氫鈉泉之美人湯誤稱為
碳酸泉之心臟湯，甚至於同一本書或網站內將某溫泉同時註記為
碳酸氫鈉泉及碳酸泉！而「北埔冷泉」就是一個妾身未明的例子。

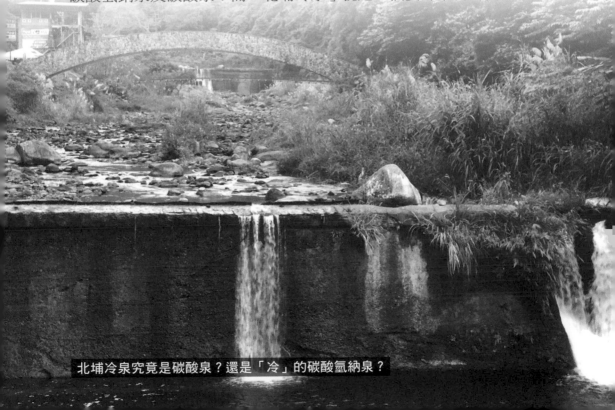

北埔冷泉究竟是碳酸泉？還是「冷」的碳酸氫納泉？

礁溪溫泉魚

溫泉魚（俗稱土耳其青苔鼠）主要生長於土耳其、伊拉克與伊朗等中東國家的溪河中，主要是因為淡紅墨頭魚和大口小鯉兩種魚種（其他的暱稱為輕咬魚、小皮膚科醫生），可以協助吃掉並除去乾癬及濕疹病患皮膚上的死皮，因而有「魚醫生」之美稱。

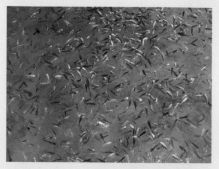

▲經調教過的溫泉魚因吃不飽，身材相對較小，也曾引起國外愛護動物協會關切

　　一篇經由土耳其 Kangal 溫泉魚治療 87 位尋常性乾癬的病人的效果研究：根據皮膚科醫生為期 21 天的觀察，溫泉魚的療法對於尋常性乾癬可能是有效的；但目前並沒有將溫泉魚正式納入常規使用在醫療上的記錄。在臺灣，溫泉魚能存活於高溫 42℃ 的碳酸氫鈉泉水中，在人為訓練下啄食人類皮膚和毛孔的排泄物，但啄食腳皮只是作為一般遊客休閒娛樂之用，並沒有用於醫療上。曾有地方政府質疑溫泉魚「魚『醫師』」之角色，在非醫療院所執行類似密醫之行為而要處分溫泉魚的業者，最後還是業者將魚醫師的招牌卸下才得以結案。

　　迄今還沒有因溫泉魚療而感染的案例，而溫泉魚之足部魚療要由水中傳染經由血液傳播的愛滋病、B 型肝炎或 C 型肝炎等病毒的機率頗低，像是愛滋病毒很脆弱——離開人體後便很快死

亡，所以在溫泉魚傳播細菌或病毒的
衛生安全考量上，其實是可藉由業者
對顧客足部控管（不能有傷口）、限制
溫泉魚的大小（小於 1 公分之溫泉魚因
尚未長牙會比較沒有咬傷的問題），並
勤換魚池的溫泉水和不時清潔魚池等
措施應可將感染之風險降至最低。

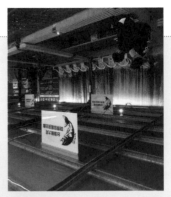

▲臺灣礁溪另類的大型溫
泉魚「臺灣鯛」

　　10 多年前溫泉魚最初剛從海南島引進礁溪時，根據當時溫
泉業者的陳訴：溫泉魚原來是侍候穿著泳衣「全身浴」的湯客，
但沒想到才隔夜，一整池的溫泉魚全部暴斃，導致數萬元的損
失，而究其因應是嬌嫩的溫泉魚對泳衣上殘留的氯過於敏感而致
死，所以此一慘痛經驗造就了如今僅有的「足浴」服務。

　　近些年來，礁溪溫泉的溫泉魚業
者為節省成本再加上遊客有抱怨小隻
溫泉魚啄腳時之無感，因此為了要滿
足味口重（溫泉魚的咬勁要足）的臺
灣遊客，於是在降低礁溪溫泉之泉溫
下創新大膽地嘗試使用本土體型較大
的魚種，如朱文錦、錦鯉、紅尼羅及
臺灣鯛之類的溫泉魚，所以在礁溪湯
圍溝公園公共浴室周邊獨步全球個頭
大的溫泉魚產業正蓬勃發展。

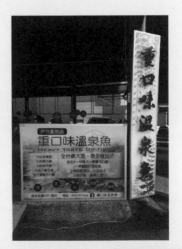

▲符合臺灣味之咬勁有感
的各類大型溫泉魚

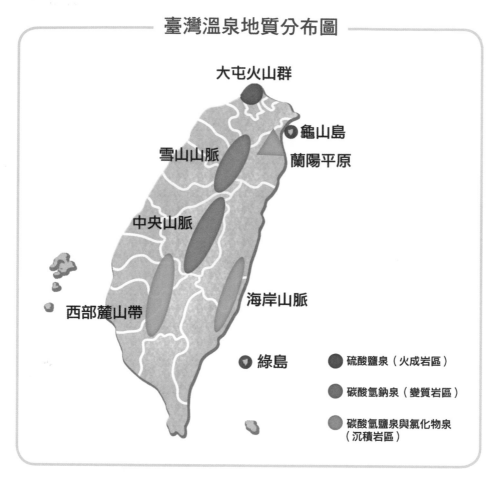

臺灣溫泉地質分布圖

大屯火山群

龜山島

雪山山脈

蘭陽平原

中央山脈

西部麓山帶

海岸山脈

綠島

● 硫酸鹽泉（火成岩區）

● 碳酸氫鈉泉（變質岩區）

● 碳酸氫鹽泉與氯化物泉
（沉積岩區）

碳酸氫鈉泉與碳酸泉不同之處

　　碳酸氫鈉泉屬弱鹼性的泉質，熱湯泡過後會有著清涼感，相對於日本的泉質為重曹泉（鈉－碳酸氫鹽泉）；而碳酸泉則是弱酸性的泉質，冷泉泡過後則是熱呼呼之感，相對於日本的泉質則是二氧化碳泉。

泡湯或飲泉注意事項

碳酸泉屬弱酸性泉質，泡湯時，記得不要配戴金屬首飾，以免首飾會發生鏽化。泡碳酸泉最好的方式就是「靜泡」，不要攪動泉水，甚至濺起水花，以免泉水中的二氧化碳迅速逸失，而降低療效，只要靜靜地躺著，讓細小的氣泡佈滿身體，悠哉舒適地

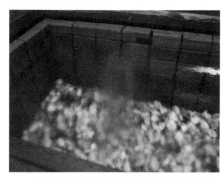

▲ 光是看這些源源不絕湧出的小小氣泡，就會讓人心動不已

碳酸氫鈉泉與碳酸泉的比較

	碳酸氫鈉泉	碳酸泉
別名	美人湯	氣泡之湯、心臟之湯
泉質	弱鹼性	弱酸性
主要成分	碳酸氫鈉	游離二氧化碳
特色	浴後有會滑溜溜、清涼的感覺	二氧化碳小氣泡會吸附在皮膚表面，造成肢體周邊細小血管的擴張，產生較強的保溫效果
適應症	浴用：中風後偏癱及腦性麻痺等患者復健治療 飲泉：慢性胃炎、糖尿病、胃酸過多、胃幽門痙攣	浴用：高血壓、動脈硬化症、刀傷、末梢循環障礙與冷體質 飲泉：胃腸機能低下
禁忌症	高血壓及腎臟病患者不宜飲用	嚴重的高血壓、剛發作之心肌梗塞、主動脈瓣及二尖瓣狹窄、嚴重的心臟衰竭、肺心症、肺、支氣管疾病伴有血碳酸過多症、急性發炎血管病變及嚴重之腦血管病變

享受溫泉浴就好。

　　泡高濃度的碳酸泉數分鐘後，接觸到泉水的肌膚會因微血管擴張而變紅，一般血液循環狀況良好的年輕人，約 3 分鐘皮膚就會發紅，但皮膚發紅的狀態會依年齡、個人平均體溫及動脈硬化程度的不同而異。碳酸泉的泉溫愈高，泉中二氧化碳的濃度就愈低，碳酸泉中的二氧化碳會隨著泉溫的上升釋放出更多，1 個大氣壓下，溫度與碳酸泉中的二氧化碳濃度的關係可藉由亨利法則計算出來：

CO_2 濃度（ppm）＝
{ 2.55208E － 9× 溫度 ^{4} － 6.14583E-5× 溫度 ^{3} ＋ 5.582292E-5× 溫度 ^{2} － 2.829167E － 3× 溫度＋ 0.0768 } ×44000

　　泡碳酸泉時應特別注意二氧化碳（CO_2）中毒的問題！碳酸泉周遭空氣中可輕易測得二氧化碳（carbon dioxide），其分子量44.00（比空氣來的重）；就目前湯客於臺灣宜蘭縣的蘇澳冷泉從事碳酸泉浴療來看，並未有二氧化碳中毒的事件傳出。以美國西元 1966 年所釐訂的空氣中二氧化碳限制量為小於 5,000ppm，而臺灣空氣中二氧化碳的安全濃度則為 500ppm 以下。

　　二氧化碳中毒歸因於人體吸入高濃度二氧化碳後，造成體內氧氣濃度過低而形成單純性的缺氧，二氧化碳急性中毒的症狀由輕微之思睡、肌肉無力、呼吸困難，至嚴重時的窒息、昏迷，甚至死亡；若缺氧超過 4 分鐘以上極可能招致腦部受損，而其預後

則端視病人當下腦部的缺氧程度而定。

而作為飲泉時，碳酸氫鈉泉不宜飲用過多，以免過多的鈉離子加重心臟及腎臟負擔；喝碳酸泉就如同喝汽水一樣，泉質中大量的二氧化碳氣泡就會在腸胃道咕嚕咕嚕地作怪。

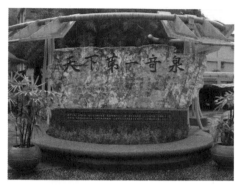

▲蘇澳冷泉之「天下第一奇泉」美名絕非浪得虛名

────── 碳酸泉益於心血管系統疾病，有「心臟湯」美譽 ──────

心臟湯就是指碳酸泉（二氧化碳泉），每公斤的溫泉水中游離二氧化碳之濃度高於 1,000mg/L 以上是為日本碳酸泉之療養泉；而德國碳酸泉中的游離二氧化碳濃度則是要大於 2,000mg/L 以上，目前被用於治療輕度高血壓、周邊循環障礙及靜脈炎等疾病。德國在醫師的指導下使用 33 ～ 34℃的碳酸泉全身浴約 10 ～ 15 分鐘（心臟沒有負擔的情形下）來治療高血壓及心血管疾病的患者。基本上，碳酸泉浴每次 10 ～ 15 分鐘，高血壓及心臟機能稍差者可使用每天 2 次、每次 30 分鐘的碳酸泉浴。

台北榮總蘇澳分院數年前曾針對院區及周遭開鑿監測井進行探勘，結果顯示三口監測井的水溫均低於 30℃，而碳酸泉中二氧化碳的濃度皆大於 1,000mg/L 以上，所以是符合臺灣冷水碳

酸泉溫泉之標準。

　　Strec 等（1992）於斯洛伐克杜丁西（Dudince）療養地的研究發現：連續性碳酸泉浴療是有益於心血管的疾病，因為碳酸泉強力的血管擴張效應除了可降低血壓外亦讓心臟的後負荷減少，降低了心臟的負擔也利於血液中氧氣的輸送到身體的各個組織中，因此被稱為有助於心血管系統疾病之「心臟湯」，而碳酸泉也因為二氧化碳氣體的融入而會產生細小氣泡，也稱之為「氣泡之湯」。

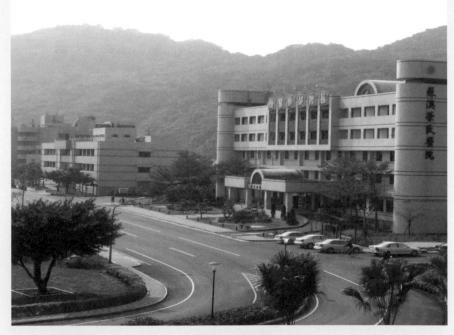

▲ 台北榮總蘇澳分院院區內曾探勘出碳酸泉

　　碳酸泉可浴用在高血壓、末梢循環障礙、關節性疾病、創傷及更年期障礙等疾病上，入浴同等於運動般會增進血液循環，特別是那些有心血管疾病合併有足部關節疼痛行動不便的老人家，可利用溫泉浴來補強運動量之不足，而強化心血管的碳酸泉浴則是一個不錯的選擇，碳酸泉浴也同時治療關節之疼痛。基於天然碳酸泉有濃度偏低的問題，所以在臨床的應用上已發展出高濃度（>1000ppm）的人工碳酸泉以為心血管疾病的治療方式，而高濃度人工碳酸泉主要是利用入浴劑或是透析模的人工碳酸泉製造機製造出來的。

　　在泡碳酸泉時，二氧化碳會快速地經由皮膚吸收到體內（吸收率約是水分的 100 倍），造成局部微血管前小動脈及微血管之擴張使得周邊肢體的血液循環變好；原則上，二氧化碳的濃度愈高其生理反應下的血流改善也愈好，泡 1,000ppm 之高濃度人工碳酸泉其微血管之內腔直徑為泡自來水的 2 倍，其血管的擴張效應被認為是與血液中一氧化氮（NO）、前列腺素 E2 濃度的增加及自律神經等綜合作用所完成，而吸收到體內的二氧化碳會很快地會經由肺部排出體外，不會蓄積在體內，也不會影響到血中二氧化碳的濃度。此外，局部的微血管吸收了二氧化碳致使該組織區域的 pH 下降——促使著血中血紅素釋放更多的氧氣至組織中（波赫效應，Bohr effect），因為此時的組織需要更多的氧氣，當下的生理反應就是將更多的氧氣輸送到新陳代謝活躍的組織中。

利用碳酸泉療治心血管系統疾病時，也要同時留意空氣中二氧化碳的濃度、泉溫及相關之禁忌症！普通 15、30 分鐘高濃度的碳酸泉浴還不至於造成空氣中的二氧化碳濃度過高，雖然蘇澳冷泉的碳酸泉浴迄今並未有二氧化碳中毒的事件傳出，但基於防止狹窄密閉空間長時間之碳酸泉浴（可能性極低）造成之二氧化碳的中毒事件，維持良好的通風狀態的通風設備還是需要的！

　　然而，碳酸泉不論是在高溫的泉源處或是加溫之情況下皆會加速泉中二氧化碳的釋出，所以大多數的浴槽中高溫碳酸泉之二氧化碳濃度大多是偏低的！二氧化碳有如硫化氫氣體般在高濃度時有毒性而在低濃度之特定範圍內反而益於我們的心血管，此等也似乎是「激效」〔請參考第 128 頁何謂激效（Hormesis）理論？〕的另一種展現！

　　碳酸泉浴療之禁忌症為嚴重之高血壓、剛發作之心肌梗塞、主動脈瓣及二尖瓣狹窄、嚴重之心臟衰竭、肺心症、肺、支氣管疾病伴有血碳酸過多症、急性發炎血管病變及嚴重之腦血管病變。

Q49. 為何泡溫泉會比在家泡熱水澡的溫熱效果持久？有何作用？

　　自古以來，就有「泡完溫泉後，身體不會覺得冷」的說法。大多數人泡過溫泉後，多多少少都會覺得全身暖呼呼的，甚至延續一段時間仍感覺暖和；但若在家中泡完熱水澡，起身片刻後便會感覺到涼意，必須趕緊擦乾身體、穿上衣裳，以免受到風寒。

　　溫泉浴後的溫熱作用不僅優於自來水，且溫熱效果更持久，因為溫泉中的泉質成分與皮膚結合後，

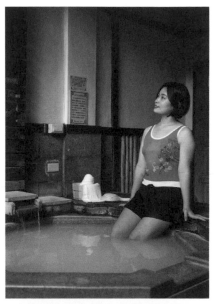

▲ 溫泉浴具有較佳之溫熱效果

會形成一層保暖屏障，減緩體熱散失。泡溫泉不僅有溫熱作用，能為身體保溫，同時因溫熱作用的持續使得血液循環變好，促使末梢血管擴張，因此減緩了神經痛、肌肉痛及關節痛的症狀，尤以硫化氫泉及碳酸泉兩種泉質（附帶促使周邊皮膚血管擴張）的溫熱加成作用最佳。

　　根據日本之碳酸泉浴對於體溫影響的研究，發現只要從事 15 分鐘、41℃的人工碳酸泉浴深部（左胸部）體溫便會增高 0.6℃，出浴後之體溫還可以維持一段時間，而採同樣浴療方式的熱自來

水浴則不然——入浴後，深部體溫上升的幅度只有 0.4℃，而且一出浴，體溫便馬上降下來。

根據筆者對白磺泉溫熱效應的研究結果，也發現從事 20 分鐘白磺泉的全身浴或足浴，60 分鐘內的體溫（**耳溫**）變化差（**最高溫與最低溫之差距**）遠比熱自來水浴大，且進行白磺泉全身浴後的主觀溫熱感、皮膚由潮紅轉至正常膚色的時間約比熱自來水浴長約 30 分鐘，而白磺泉足浴則是比熱自來水多了 10 分鐘左右。另外，根據筆者的個人經驗，泡 22℃ 左右的蘇澳冷泉（**碳酸泉**）全身浴時，初下水時的冰冷感很快就會退去，轉而被全身熱烘烘的感覺所取代，這是一個相當不可思議又非常特殊的泡湯經驗！

Q50. 溫泉的外觀為何有五顏六色或七彩？是因為泉質成分不同嗎？

每當人心情鬱悶又遇上陰雨綿綿的天氣時，此時如果陽光乍現，山邊的天際突然勾勒出上下兩道豔彩的霓虹時，剎那間所捕捉到的驚豔絕對是不可言喻！而泡溫泉之餘又能同時擁有視覺感官上的享受豈不是人生的一大樂事！

溫泉水流經岩壁時，會在岩壁上留下白色、茶色、綠色等多樣的「生物皮膜」，也就是岩壁上的微生物在適應於不同溫度、酸鹼值及泉質的溫泉水後產生微妙變化所衍生出的各種色澤，而

隨著時間推移，生物皮膜也有增厚的空間，在日本草津溫泉湯畑流經的岩壁上，就可以看到紅藻類所著色出的大幅綠色壁畫。此外，溫泉水中的礦物也會因為沉澱而呈現不同的色澤，且色域頗廣，如綠色之膠體硫、亞鐵鹽，與橘色之銻、紫色之氧化錳、白色之二氧化矽、淡黃色之硫、紅棕色之氧化鐵及黑色之硫與碳。這就是為何溫泉會呈現五顏六色或七彩炫麗外觀的祕密！

臺灣的北投溫泉有青磺泉、白磺泉、鐵磺泉，其中青磺泉呈現青綠色、白磺泉呈現乳白色，而鐵磺泉則為透明無色與金黃色（泉水剛湧出時是透明、無色的，但經過一段時間後就會呈現金黃色），所以在北投溫泉區泡湯可體驗三種顏色的溫泉水。

而臺灣最漂亮的溫泉景觀絕對是台東縣海端鄉新武呂溪的「栗松野溪溫泉」，其碳酸鈣沉澱物和青苔所構畫出的美麗山壁，總是讓人驚艷萬分，難以忘懷！

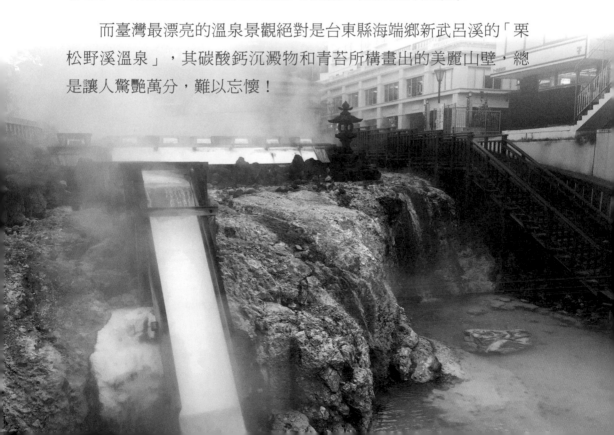

日本擁有許多色彩斑斕、妙不可言的美麗溫泉，其中最不可思議的是和歌山縣的湯之峰溫泉——一日當中會呈現七種色彩變化，其「壺湯」（即壺穴狀溫泉池之溫泉）是世上少有、被列為世界遺產的可浴溫泉，相傳古代有名為小栗判官之人於此浸泡，而得以「起死回生」。此湯之所以會變幻出無色、藍色、乳白色等七種顏色，主要在於泉質中的二氧化矽（SiO_2）、硫化氫離子（HS^-）、硫化氫（H_2S）及偏矽酸（H_2SiO_3）等物質在不同時段、天候及水位時的變化，以及在陽光的影響下，將泉水散射出七種不同的顏色。

　　還有日本長野縣的熊之湯溫泉，其中的碳酸鈣（$CaCO_3$）與硫磺膠體 [（$S+HS^-$）$+S$] 經瑞利散射（Rayleigh scattering）（註22）而呈現出綠色；青森縣的東北溫泉含有被微生物分解植物之最終腐植酸（Humic acid）（註23），可完全吸收可見光，而呈現黑色；大分縣的鐵輪溫泉（神和苑）泉中含有二氧化矽，湧出時呈現無色透明，但經過 2～3 天，與一些膠體反應後，泉質便呈現青色；大分縣的明礬溫泉因火山灰溶入溫泉中，所以呈現灰白色；秋田縣的鶴之湯溫泉中硫化氫經氧化與泉質中其他成分形成硫膠體

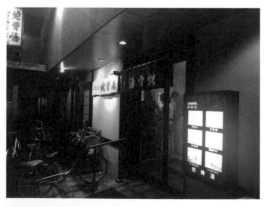

▲「蛇骨湯」為東京都淺草著名的「黑褐色」錢湯

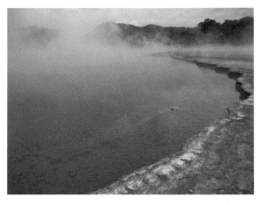

▲ 紐西蘭羅托魯瓦溫泉多彩的天然色澤來自於矽華沉澱物和礦物質的泉水反射（攝影者：林儀卿）

（colloid），再經陽光米氏散射（Mie scattering）（註24）而呈現乳白色，其白濁度在強酸下，隨著硫化氫成分增高而益發明顯；兵庫縣的有馬溫泉中含有鐵成分，湧出時呈無色透明，湧出後與空氣接觸氧化後便形成氧化鐵（FeO & Fe_2O_3），而呈現茶褐色。

在紐西蘭也能看到美麗的溫泉景緻，羅托魯瓦（Roturua）溫泉形似牽牛花池，湖邊沉浸著炫麗的天然香檳色澤，和天上藍天的相互輝映下交織出絕美的視覺饗宴，而此鮮豔奪目的畫色則來自於矽華沉澱物和充滿礦物湖水的反射。

註22：瑞利散射（Rayleigh scattering）以英國物理學家約翰‧斯特拉特——第三代瑞利男爵（John Strutt, 3rd Baron Rayleigh）的名字命名，是半徑比光或其他電磁輻射的波長小很多的微小顆粒對入射光束的散射。在大氣中，太陽光的瑞利散射會導致瀰漫天空輻射，這也是天空為何呈現藍色和太陽偏黃色的原因。

註23：腐植酸（Humic acid）是一種天然有機高分子化合物腐植質的主要成分。

註24：米氏散射（Mie scattering）理論是由德國物理學家古斯塔夫‧米於1908年所提出，當大氣中粒子的直徑與輻射的波長相當時所發生的散射稱之為「米氏散射」。在地球的大氣層中，當只有少量米氏散射的時候，天空會呈現出高飽和度的藍色或者藍綠色，而當米氏散射大量存在於雲彩中的時候，太陽旁邊的天空會有白熱的效果。

溫泉生物

　　溫泉中有許多種類如細菌般的原核生物、藻類、原生動物及真菌等單細胞真核生物類的微生物生長其中,在溫泉的生態系中即使近 100℃ 高溫、pH 值 1 ～ 2 強酸性、高鹽濃度等特殊的溫泉環境中,亦可發現活生生的微生物,例如在強酸性的草津溫泉中便可發現單細胞藻類的蹤跡,雖然在 50 ～ 80℃ 高溫泉源處或是浴槽內存活的溫泉藻對人體雖然無害,但卻是「退伍軍人菌」滋生的溫床。

　　此外,一般活火山地帶近硫化氫氣體噴氣孔附近幾乎是寸草不生,但是在周邊如此酸化的土壤上還是可見磯杜鵑、岩高蘭科常綠灌木等所謂的「硫氣孔植物」。

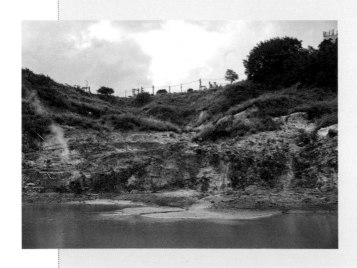

　　傍溫泉而生的「溫泉生物」合計約有 1000 種,其中猿猴、鳥類動物約有 300 種、微生物及植物類約 700 種,而且還有馬蠅、搖蚊等喜好溫泉味的昆蟲及軟體動物螺類等生物。

溫泉池中的沉澱物——湯華

所謂的湯華（湯花）就是指溫泉中不溶解成分經過冷卻後所形成之沉澱物（溫泉池的沉澱物），包括硫磺華（硫磺溫泉華）、石灰華（碳酸石灰華）、矽華（珪華）、鐵質溫泉沉澱物（鐵華）及硫酸鹽溫泉沉澱物（硫酸鹽華）等，而湯華經過加工的製程可作為肥皂、泡湯粉等洗浴的附加產品。

在溫泉周圍最常見的沉澱物質為二氧化矽（俗稱矽華）和碳酸鈣（石灰華），其次則是硫酸鹽（如北投石、石膏）、氫氧化鐵和硫磺等。

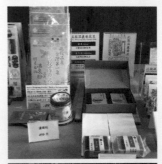

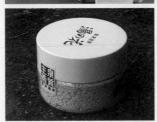

▲ 臺灣第一的北投溫泉湯花與日本第一之草津溫泉湯花

矽華是乳白色膠體，在臺灣僅見於大屯山火山群之火成岩區，若在溫泉周圍的岩石裂縫處發現矽華的沉澱物時即表示該地底下可能有超過 250℃ 高溫的溫泉水；另一種溫泉區常見的白色沉澱物為石灰華（方解石微粒），其沉澱物是容易發生在變質岩區鹼性的溫泉水中，而常見的石灰華結晶礦物為方解石及霰石。

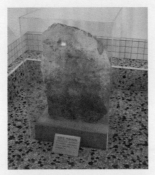

▲ 臺灣的北投石好像只能供人憑弔了

Q51. 溫泉蛋究竟是溫泉水煮的蛋，還是溫泉水飼養的母雞所下的蛋？

　　溫泉蛋需要被正名嗎？顧名思義，溫泉蛋應該就是指用溫泉水煮出的蛋，但也有人認為溫泉蛋是溫泉水所飼養的母雞所下的蛋、溫泉區所販售的蛋、自來水煮出來外觀像溫泉蛋的蛋 …… 溫泉蛋在臺灣的定義上似乎還是一國多制、各自表述。

　　日本對於溫泉蛋的解釋為「利用溫泉水及溫泉蒸氣所烹調出的雞蛋」，也就是說溫泉蛋一定是用溫泉所蒸、煮出來的雞蛋，至於是全熟蛋還是半熟蛋則端看烹、煮雞蛋時的溫度與時間而定，基於蛋黃熟成之溫度約 70℃，而蛋白為 80℃，只要煮蛋之溫度高於 80℃烹煮些許時間，所煮出的就是全熟蛋，這也是我們常在溫泉區（使用沸騰的溫泉水）所吃到的全熟溫泉蛋。

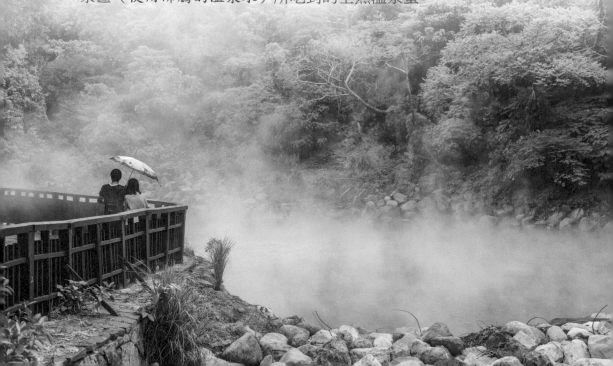

　　我們常在飯店、餐廳所食用的溫泉蛋為何蛋黃為近固體狀，蛋白則是柔軟的稠黏狀？這是因為將雞蛋放置在溫度 70 ～ 80℃之間的自來水或是溫泉中所煮出「所謂」溫泉蛋的樣子，此種半熟的溫泉蛋是最容易消化的食用蛋，也是作為飲用過度胃損傷的溫和蛋食品，但畢竟是未熟之蛋，一定要於烹煮前慎選乾淨無污染的蛋，以免食後遭致傷寒桿菌的感染！

　　日本神奈川縣箱根溫泉之大湧谷溫泉的名產——黑色溫泉蛋（黑玉子）據聞具有延命長壽之效（吃一顆可多活 7 年），而雞蛋的外觀之所以會呈現黑色，實乃在煮溫泉蛋的過程中，其蛋殼與溫泉水中之硫化氫氣體及亞鐵離子產生之化學作用在蛋殼上形成黑色的硫化亞鐵所致，而黑玉子形成的條件是溫泉之 pH 值小於 3 及鐵離子濃度大於 40mg/L。也正因為其為高溫沸騰的溫泉水中所蒸煮出的溫泉蛋，所以蛋在剝開後其蛋黃及蛋白之外觀皆是呈固態狀的全熟蛋，只是遊客們在歡喜之餘會決定吃上多少顆呢？或是要加買幾顆供至親好友們食用以增其壽數都是件開心的事！

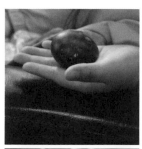

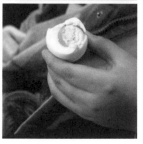

▲ 將黑玉子撥開後看到的是全熟固態之「溫泉蛋」

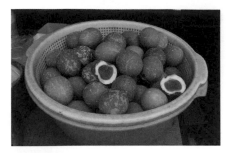

▲ 正港ㄟ青磺泉風味之「雪花」溫泉蛋

在臺灣，目前北投的地熱谷並未開放煮蛋區域供民眾煮蛋，而業者用青磺泉煮出來的溫泉蛋趁熱吃起來是香、嫩、Q，煮過後的土雞蛋褐色外殼呈現出雪花狀，甚是好看！可能是青磺泉強酸之泉質對蛋殼所刻蝕出的白色條紋所致，而每一顆煮過後土雞蛋外表的圖案也如同人的指紋一樣──顆顆不同。

有些食品業者索性就將溏心蛋充當溫泉蛋來販售，其實溏心蛋、水波蛋及水煮蛋與溫泉蛋在烹飪之作法上就大不相同，溏心蛋可以說是滷製的半熟蛋、水波蛋就是水煮荷包蛋，而水煮蛋則是在沸騰的水中煮出帶殼全熟的蛋，三者與溫泉蛋當然是不同等級的食品，不可一概而論！

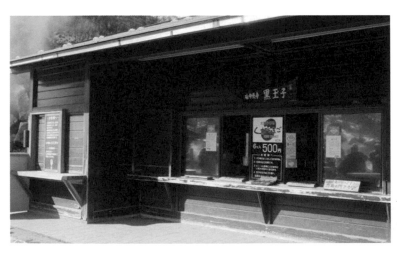

▲ 如果在臺灣有類似黑玉子之「延命長壽」的廣告看板，可能會遭受到政府之廣告刊登不實的裁罰

Q52. 市售宣稱溫泉藥妝保養品種類不少，如何聰明選購？

　　人的膚質有油性、中性、乾性及混合性膚質，而不同膚質之保養方式也大為不同，所以護膚是一件頗為辛苦的事。所謂的藥妝保養品（cosmeceutical）是介於化妝品（cosmetic）與藥品（pharmaceutical）之間，具有藥理功效的化妝品，種類包括原液噴霧、面膜、化妝水、精華液、洗髮與沐浴乳等，琳瑯滿目。

　　敏感型皮膚的定義乃肌膚出現紅斑、乾燥、糠疹樣脫屑（pityriasis desquamation）、燒灼及發癢等主觀感覺，大多認為是嗜鹼性球的脫顆粒作用（degranulation）使然。溫泉礦泉為天然溶液，擁有三種特性：(1)泉水根源（spring origin）、(2)細菌純度（bacteriological pureness）低及(3)治療的潛力，在中度皮膚病方面，甚至可以取代化妝品，具有去污、抗發炎、角質新生、抗癢疹與抗氧化的特性，可與化妝品一起使用或取而代之，然而極度過敏性肌膚或化妝品耐受性較差者仍應慎選合適的泉質。

　　目前市場銷售的溫泉藥妝保養品相當普遍，大都標榜著對於敏感型皮膚有著良好的抗過敏效果，尤其是歐洲的溫泉早已開始發展溫泉醫學美容——以法國發展最為深入，目前市售知名的溫泉藥妝保養品幾乎都是法國品牌，包括理膚寶水、雅漾（Avène）、薇姿、優麗雅（Uriage）、聖泉（Saint-Gervais）及薇娜芙等，不

241

僅市占率高，單就使用量來說，也算是具有品質保證，可優先參考！

至於應如何挑選適合自己的溫泉藥妝保養品呢？就如同挑選好的化妝品一樣。因為每個人的膚質不盡相同，不妨先測試一下自己是否會對其中的成分過敏，購買時可先塗在自己前臂內側的皮膚測試其效果。由於許多溫泉藥妝保養品都是直接噴灑在臉上的，所以小心謹慎的試用是需要的，尤其是肌膚極度過敏性及化妝品耐受性較差的人一定要先測試過才保險。經過幾次的試用，便可找到屬於自己的溫泉藥妝保養品了。

法國溫泉藥妝品的發展

全歐洲將近五分之一以上的溫泉均位於法國境內，火山的活動造就了法國中部與阿爾卑斯山脈的秀麗景觀和風情，也帶來了溫泉。法國林林總總共超過上百間的溫泉醫療中心，每當夏季假期來臨時便湧入許多醫藥治療成效不佳的皮膚病病人，其中規模

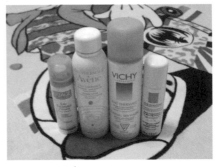

▲ 市售知名的溫泉藥妝保養品幾乎都是法國品牌的天下

最大就屬法國中部的理膚寶水（La Roche-Posay）與薇姿（Vichy）溫泉醫療中心。值得一提的是，理膚寶水及雅漾擁有較完整的醫

學研究，足以佐證溫泉水對人體肌膚的療效。

理膚寶水 (La Roche-Posay)

　　理膚寶水小鎮長久以來便以溫泉對皮膚的顯著療效
著稱；早於古羅馬時代開始，法國人就會利用當地的溫
泉水來治療部分的皮膚疾病，每年約有 10,000 名病人
在此接受為期 3 週的溫泉治療，療程溫和、低刺激性，
其中最年輕的病人只有 6 個月大，且孩童們的接受度也相當地高。

　　該品牌於市面上所販售的臉部舒緩噴霧液（thermal spring
water），宣稱具有完整的皮膚保養效果及抗老化作用，富含
錳、硒、鈣、重碳酸鈣、矽酸鹽等礦物質與微量元素，其中，硒
（Selenium）有助於抗氧化、抗衰老及抗癌，一般存在奶油、雞肉、
蛋黃、肝、海鮮、小麥胚芽、南瓜、大蒜或洋蔥等食物中，可藉
由麩胺基硫過氧化酶（glutathione peroxidase; GSH-Px）（註25）輔
酶的活性來中和自由基及具毒性之有機過氧化物，維持並保護細
胞組織的完整性。此外，紫外線被認為是造成皮膚老化的最大元
凶，而硒則具有使皮膚免於光照性老化（photoaging）的作用。
理膚寶水的溫泉水還可以抑制敏感性蘭格漢氏細胞（Langerhans
cells，為皮膚上皮棘狀層中的免疫細胞）移行（migration），降低
HLA-DR、B7-2 及 ICAM-1 的表達，故具有強化其抗發炎的特性。
關於老鼠的臨床研究中，理膚寶水似乎有限定蘭格漢氏細胞產生
細胞激素（cytokine）的抑制活性，也可抑制脂質過氧化反應及紫

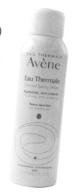

外線（UVB）所引發的皮膚癌變（Lotti & Ghersetich, 1996）。

雅漾（Avène）

雅漾溫泉水（Avène thermal spring water，pH 值 7.5）來自於無菌的泉源處，具有保濕特性，有益於乾癢肌膚，能舒緩敏感性膚質的症狀（如紅斑、發癢、脫屑及灼熱感等）。雅漾溫泉水不僅藉由 P 物質（substance P）抑制漿細胞釋出組織胺，還可減少因異位性皮膚炎所導致的嗜鹼性球脫顆粒作用，在法國，雅漾溫泉水多使用於治療異位性皮膚炎及乾癬。

一項關於雅漾溫泉水能否引發健康成人與異位性皮膚炎病人的第一型淋巴球（Th_1）及第二型淋巴球（Th_2）產生細胞激素進行免疫調節的研究，發現受試者經過 3 週的浴療後，異位性皮膚炎病人之試管內（in vitro）及活體內（in vivo）細胞方面，含有雅漾溫泉水的介質（medium）可增加某些分裂素（mitogens）淋巴細胞的增生反應；於被刺激的培養懸浮液中，更可提高人類白血球間素 -2（IL-2）與干擾素 γ（IFN-γ）的濃度，而包含有雅漾溫泉水的介質也會減少人類白血球間素 -4（IL-4）的產生（Portalès et al., 2001）。

> 註 25：麩胺基硫過氧化酶（GSH-Px）為天然抗氧化物質，如同超氧化物歧化酶（SOD）與過氧化氫酶（CAT）可以幫助人體清除自由基，多存在植物中。

　　如下表所示，雅漾溫泉水中所含的微量元素發揮了各自的效用。化學上，沒有與其他物質結合的硼被歸為類金屬，根據研究發現，當皮膚受傷時，角質細胞（keratinocyte）的增殖或移行是皮膚傷口重建時之必要行為。溫泉水（包含聖泉薇溫泉水）中富含的硼或錳有助於傷口癒合，若將角質細胞培養於硼鹽（0.5 ～ 10 μ g/ml）或錳鹽（0.1 ～ 1.5 μ g/ml）溶液中 24 小時，相較於對照組，可加速傷口的癒合，究其原因應與角質細胞的增殖無關，而實驗組傷口癒合之促進主要是硼及錳激發了角質細胞移行的緣故（Chebassier, Ouijja, Viegas, & Dreno, 2004）。

　　銅與鋅為保護人體免於鉛、汞、鎘等重金屬毒害的微量元素；鋅具有抗氧化、增強免疫力及性功能等特性，常見於動物性蛋白質（如瘦肉、牡蠣、鰻魚）、花生、韭菜、芝麻、酵母或楓糖漿中，一旦體內存有過量的鋅則易罹患高鋅症，會出現腹痛、腹瀉及嘔吐等症狀，若缺乏時則會造成男性睪丸萎縮、性徵發育遲緩、女性月經失調、流產及先天性畸胎等問題。

雅漾溫泉水的成分與含量

陰離子		陽離子		微量元素	
成分	含量	成分	含量	成分	含量
氯離子	5.4 mg/L	鈣離子	42.7 mg/L	硼	220 μ g/L
碳酸氫根離子	226.7 mg/L	鎂離子	21.2 mg/L	鋅	20 μ g/L
硫酸根離子	13.1 mg/L	鈉離子	4.8 mg/L	銅	＜ 5 μ g/L
矽石（slilica，矽的二氧化物形式，分子式 SiO_2）：14 mg/L					

臺灣溫泉醫學美容的發展與現況

我國的溫泉藥妝品雖仍處於研發階段，當前市場上仍以外國品牌為主，但七坑溫泉（高雄市桃源區）碳酸氫鈉溫泉已有清除氫氣自由基作用之研究，而關子嶺泥漿溫泉也自創了溫泉保養品之品牌，包括「聖泉華」泥漿面膜、洗顏霜、磨砂皂及泡澡球與「就是美」溫泉面膜等。

水利署〈溫泉資源多元化應用方向〉（張廣治，2008）的報告中，指出了臺灣溫泉藥妝產品的優勢（strengths）、劣勢（weaknesses）、機會（opportunities）及威脅（threats）之 SWOT 分析考量，為臺灣溫泉藥妝品的未來發展提供一客觀方向。

● **優勢**：臺灣的藥妝品市場廣大、溫泉種類繁多，可就不同泉質之特點開發出各式各樣的溫泉藥妝產品，或搭配各種生技化妝品原料調製出符合時代潮流的招牌商品，對於喜愛泡湯的消費者來說具有莫大的吸引力。

● **劣勢**：我國各地的溫泉於藥妝品方面之應用，因功能性與安全性的分析尚未完備，各種泉質均需投入相當長的研究時程，恐影響現下的產業推展。

● **機會**：我國擁有純熟的藥妝品製造技術，產品在研發上較為容易，於推廣溫泉理療的同時亦可兼顧美容保養的觀念。

●**威脅**：因為溫泉藥妝品市場的品牌及商品眾多，消費者若無非買不可的理由，未必會選購本土品牌，因此溫泉藥妝品的訴求與定位值得研發者深思。

簡言之，若想讓臺灣自創的溫泉藥妝品牌從競爭激烈的國際市場脫穎而出，優秀的研發團隊必須以「臺灣特有的泉質」為出發點，如此方能於國際市場上占有一席之位。

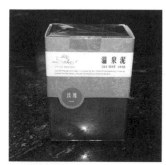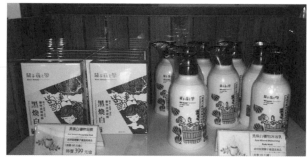

▲ 關子嶺的磨砂皂、沐浴乳及洗髮乳

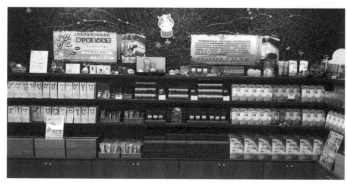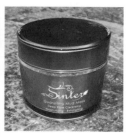

▲ 關子嶺系列美妝產品及泥漿面膜

Q53. 泡溫泉會上癮嗎？建議間隔多久時間泡一次較好？

對於喜愛且長期泡溫泉的湯客來說，如果有那種一週內不泡上一回溫泉，就覺得渾身不對勁、有受不了的感覺者，恐怕已經對泡溫泉上癮了。

溫泉的溫熱作用具有鎮痛作用（提高疼痛的閾值），而鎮痛作用是被認為是血中 β-腦內啡濃度的上升有關。腦內啡〔**請參考第 104 頁（讓身體感到幸福的物質——腦內啡）**〕是一種由人體內自行生成的類嗎啡合成物，從腦下垂體和丘腦下部所分泌與嗎啡受體結合後能產生跟嗎啡、鴉片劑一樣的止痛效果兼欣快感，而針灸之所以能止痛也是腦內啡分泌所致。

健康成人接受溫泉浴療後，血液中的 β-腦內啡會暫時提升，令人在溫泉浴療後產生沉醉感。

筆者曾詢問不少長期從事溫泉浴療的湯客，是否也有類似對溫泉浴產生「依賴感」？答案多是肯定的，溫泉浴儼然成為他們生活中的一部分，倘若無法每天或是常常泡溫泉就會感覺受不了、渾身不對勁，這種欲罷不能、如同中毒上癮般的現象，也許正是血液中的 β-腦內啡之作用。

目前對於多久泡一次溫泉較不會產生成癮問題？並無確切的研究，但就溫泉浴療促進健康方面，日本醫界普遍認為平日多泡

「天然溫泉」是有益健康的！而某些學者則是以預防醫學的觀點，建議民眾們在尚未生病之前，每年最好至少安排進行 2 ～ 3 次，一次為期 3 天 2 夜（每天平均 3 ～ 4 次入浴）之溫泉療癒行程，方能促進並維持身體基本的健康狀態。

不過，許多民眾因為難得與家人同遊、享受溫泉假期，在經過漫長的塞車與尋找停車位，好不容易抵達浴場後，往往認為若不泡個過癮，怎會划算呢？因此，常見有些民眾頻繁進出浴場泡湯，一泡就是 1 ～ 2 個小時，並於浴後立即用餐……，諸如此類的情況真可謂天賦異稟之人所為，何以這麼說呢？因為浴後立即用餐容易消化不良，加上過度且頻繁的溫泉浴還會衍生出「湯惡（溫泉反應）」。

溫泉反應發生的頻率與入浴次數極有關聯——1 天的入浴次數是 1 ～ 2 次時，溫泉反應發生的頻率約 13.2％；入浴次數為 3 ～ 5 次時是 70.4％；而入浴次數達到 6 次以上時，溫泉反應發生的頻率則會高達 96.5％。所以，單日溫泉泡的次數愈多愈健康是個錯誤的觀念！

喵星人、汪星人等寵物可以泡溫泉嗎 ？

寵物所受到的待遇已不亞於人類，像是醫療照顧上已有醫療分科、急診與急重症的加護照顧，也像家人一般可安太歲、繼承遺產等，譬如某飯店訂房網的電視廣告便以溫泉為背景，主角是一隻坐在木製浴盆中享受溫泉的鬥牛犬！

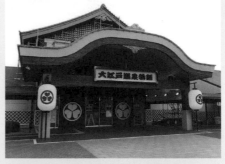

▲ 日本台場「大江戶溫泉物語」之天然溫泉主題樂園的右手邊有寵物專屬的泡湯服務

然而，臺灣溫泉法似乎不怎麼歡迎寵物泡溫泉！臺灣「溫泉標章申請使用辦法」第九條中即明文禁止攜帶寵物入浴。然而，近些年來，隨著寵物業的發展，針對狗狗、貓咪所提供的 SPA 服務已在國內悄然興起，不少寵物店都展開了此服務項目，且價格不菲。

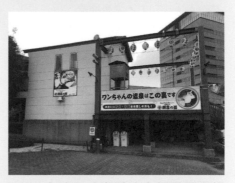

▲ 毛小孩有時享受比人類還更高規格的待遇

既然寵物相關服務如此興盛，國內相關單位何不考慮比照日本東京都台場之天然溫泉主題樂園呢？讓喵星人、汪星人等寵物嬌客也能享受一下溫泉！若能在國內設立寵物溫泉專區，並由獸醫師專責管理、照顧，應不是件難事，如苗栗火炎山溫泉區就曾經為狗狗開放了一個專屬的泡湯區，希望能夠給狗狗們安全又舒適的泡湯服務。

主要參考之文獻、書籍及網路資訊

中文部分

1. 王懿德（2004），臺灣地區溫泉特性與其有害重金屬及陰離子濃度研究，未發表的碩士論文，台北市：國立陽明大學環境衛生研究所。

2. 尤可欣、吳素馨、王美玲、陳美枝、單汝誠、戴鎂珍……汪雨菁（2002），日本名の湯宿，台北市：城邦文化事業股份有限公司。

3. 李明吉、柯文謙（2011），退伍軍人症與淋浴，感控醫學雜誌，21，294-8。

4. 李貞伶、毛義芳、陳美蓮（2005），溫泉愛好者有害重金屬暴露之生物偵測研究，未發表的碩士論文，台北市：國立陽明大學環境衛生研究所。

5. 呂明傳（1984），石油化學工業安全與衛生，台北市：正文書局有限公司。

6. 宋聖榮、劉佳玫（2003），臺灣的溫泉，台北市：遠足文化事業有限公司。

7. 林指宏（2010），溫泉理療，科學發展，454（10），28-33。

8. 林小安、謝明蓉、尤可欣（2003），捷克‧布拉格，台北市：城邦文化事業股份有限公司。

9. 吳慧真（2001），打開青春 SPA 大門，台北市：宏碩文化事業股份有限公司。

10. 松田忠德（姚巧梅譯）（2011），日本溫泉 BEST96，台北市：天下雜誌股份有限公司。

11. 唐一寧、羅安蘭、莊雨琳、黃蓉、廖詩文、蘇于修……郭惠雯（2001），日本美麗湯之旅，台北市：生活情報媒體事業股份有限公司。

12. 陳文福、余光昌、孫思優、陳信安、林指宏（2011），休閒溫泉學，台北市：華都文化事業有限公司。

13. 陳家勉、陳律言、楊燦、鄭福田、馬佩雯、陳秀玲……劉保榮（2005），北投溫泉業勞工之肺功能調查，中華職業醫學雜誌，12（3），149-159。

14. 陳家勉（2007），溫泉旅館之健康管理，未發表的碩士論文，台北市：國立臺灣大學公共衛生學院醫療機構管理研究所。

15. 陳家勉、張國榮、諶立中、顧毓琦（2009/11），長期持續北投溫泉浴湯客血液及尿液中之重金屬調查，海報發表於國防醫學院主辦之 98 年軍醫學術大會，台北市：國防醫學院。

16. 陳家勉（2014），溫泉醫療概論，台北市：華杏出版社。

17. 陳家勉（2017），溫泉療法（中譯版），台北市：合記出版社。

18. 陳健民編著（2007），環境毒物學（二版），新北市：新文京開發新出版股份有限公司。

19. Frank, C.Lu., Sam, Kacew.（2002），基礎毒物學（第四版），（劉宗榮等合譯），新北市：藝軒圖書出版社。

20. McCabe, V.（1999），同類療法 I,II（陳逸群譯），高雄市：生命潛能文化事業股份有限公司。

21. Petersdorf, R.G., Adams, R.D., Braunwald, E., Isselbacher, K.J., Martin, J.B., Wilson, J.D.（1985），內科學（陳肇真等合譯），台北市：合記出版社。

22. 許陽明（2000），女巫之湯，新北市：新新文化事業股份有限公司。

23. 植田 理彥原著（2000），泡湯泡澡 Home Spa，新北市：瑞昇文化圖書事業有限公司。

24. 張向群（2001），礦泉療法，北京市：中國中醫藥出版社。

25. 張慧敏（2003），礦物質的聚會，台北市：葉子出版股份有限公司。

26. 黃春蘭（2003），水質學，台北市：藝軒圖書出版社。

27. 黃嵐（2002），溫泉天天泡・泡出美麗健康，新北市：紅螞蟻圖書有限公司。

28. 楊麗芳（1990），日本溫泉之旅，台北市：生活情報媒體事業股份有限公司。

29. 詹明勇（2005），溫泉法與其相關法令及子法施行關聯性的探討，於台南市成功大學主辦，第二屆資源工程研討會，台南市：成功大學第一會議廳。

30. 廖文炫、張梅蘭、蔡美文、王淑芬、王瑞瑤、朱美滿、余松年……曹昭懿（2007），物理因子治療學——冷、熱、光、水療及機械性治療，台北市：合記書局有限公司。

31. 蔡宜朋，（2000），台北市北投區溫泉浴室水質與抑菌能力之研究，未發表的碩士論文，台北市：國立陽明大學環境衛生研究所。

32. 蕭瑤友（2001），南臺灣東臺灣渡假溫泉泡透透，台北市：戶外生活圖書股份有限公司。

33. 蕭瑤友（2001），北臺灣中臺灣渡假溫泉泡透透，台北市：戶外生活圖書股份有限公司。

34. 蕭瑤友（2001），臺灣野溪溫泉泡透透，台北市：戶外生活圖書股份有限公司。

英文部分

1. Akiyama, H., Yamasaki, O., Tada, J., Kubota, K., & Arata, J.（2000）. Antimicrobial effects of acidic hot-spring water on Staphylococcus aureus strains isolated from atopic dermatitis patients. J Dermatol Sci, 24, 112-118.

2. Altman, N.（2000）. Healing springs, the ultimate guide to taking the waters. Vermont, Canada : Healing Arts Press.

3. Armijo Valenzuela, M.（2000）. Balneotherapy, health care and public health. An R Acad Nac Med, 117, 283-296.

4. Anawar HM, Akai J, Mostofa KM, Safiullah S, & Tareq SM.（2002）. Arsenic poisoning in groundwater : health risk and geochemical sources in Bangladesh. Environ Int, Feb; 27（7）, 597-604.

5. Baruchin, A.M.（1996）. Hot spring burns. Burns, 22（2）, 156-157.

6. Blazicková, S., Rovenský, J., Koska, J., & Viqas, M.（2000）. Effect of hyperthermic water bath on parameters of cellular immunity. Int J Clin Pharmacol Res, 20（1-2）, 41-46.

7. Boffetta, P., & Nyberg, F.（2003）. Contribution of environmental factors to cancer risk. Br Med Bull, 68, 71-94.

8. Carola, K.（2005）. Specilized Hydro-Balneo-and Medicinal Bath Therapy. Lincoln, USA : iUniverse.

9. Chebassier, N., Ouijja, el. H., Viegas, I., & Dreno, B.（2004）. Stimulatory effect of boron and manganese salts on keratinocyte migration. Acta Derm Venereol, 84（3）, 191-194.

10. **Chen, C.M.**, Chiang, C.H., Ma, P.W., Chen, H.L., Huang, H. T., Chen, S., ... Ferbgm G.K.（2007）. Influence of bathing in a white sulfur and sodium bicarbonate hot-spring on pulmonary function in normal subjects. J Intern Med（Taiwan）, 18, 97-103.

11. Cuneo, R.C., Espiner, E.A., Nicholls, M.G., Yandle, T.G., & Livesey, J.H.（1987）. Effect of physiological levels of atrial natriuretic peptide on hormone secretion: inhibition of angiotensin-induced aldosterone secretion and renin release in normal man. J Clin Endocrinol Metab,Oct; 65（4）,765-772.

12. Deng, J.F., & Chang, S.C.（1987）. Hydrogen sulfide poisonings in hot-spring reservoir cleaning：two case reports. Am J Ind Med, 11（4）, 447-451.

13. Eichler, I. & Winkler, R.（1994）. Effect and effectiveness of iodine brine baths in a spa. Wien Klin Wochenschr, 106（9）, 265-271.

14. Enqst, R., & Vocks, E.（2000）. High-mountain climate therapy for skin diseases and allergies-- mode of action, therapeutic results, and immunologic effects. Rehabilitation,Aug; 39（4）,215-222.

15. Fillippov, E.G., Bukhny, A.F., Finoqenova, N.A., Khan, M.A., & Dmitrier, I.N.（1995）. Experience in using hydrotherapy in children with acute lymphoblastic leukemia at a sanatorium. Vopr Kurortol Fizioter Lech Fiz Kult,May-Jun;（3）, 14-16.

16. Floravanti, A., Valenti, M., Altobelli, E., Di, O.F., Nappi, G., Crisanti, A., ... Marcolonqo, R.（2003）. Clinical efficacy and cost-effectiveness evidence of spa therapy in osteoarthritis. The results of "Naiade" Italian Project. Panminerva Med,Sep; 45（3）, 211-217.

17. Franke, A., Reiner, L., Pratzel, H.G., Franke, T., & Resch, K.L.（2000）. Long-term efficacy of radon spa therapy in rheumatoid arthritis-- a randomized, sham-controlled study and follow-up. Rheumatology,Aug; 39（8）, 894-902.

18. Freedman, D., & Waugh, M.A.（1996）. The spa and sexually transmitted diseases. Clin Dermatol,Nov-Dec; 14（6）, 577-582.

19. Ghersetich, I., Brazzini, B., Hercogova, J., & Lotti, T.M.（2001）. Mineral waters : instead of comsmetics or better than cosmetics？ Clin Dermatol,Jul-Aug; 19（4）, 478-282.

20. Ghersetich, I., Freedman, D., & Lotti, T.（2000）. Balneology today. J Eur Acad Dermatol

Venereol,Sep; 14（5）, 346-348.

21. Ghersetich, I., & Lotti, T.M.（1996）. Immunologic aspects : immunology of mineral water spas. Clin dermatol,Nov-Dec; 14（6）, 563-566.

22. Gorbunov, l.u.V., & Korepano, A.M.（1997）. The treatment of patients with chronic cholecystitis and hypomotor biliary dyskinesia at a sanatorium. Vopr Kurortol Fizioter Lech Fiz Kult,Sep-Oct;（5）, 32-34.

23. Goszcz, A., Kostka-Trabka, E., Gzodziñska, L. slawiñski, M., Biroñ, K., Jachym, R., ... Gryglewski, R.J.（1997）. The effect of treatment with sulphur water from the springs in Wieslaw in Busko-Solec on levels of lipids, the fibrinolytic system and thrombogenic platelet function in pts with arteriosclerosis. Pol Merkur Lekarski,Jul; 3（13）, 33-36.

24. Grassi, M., Lucchetta, M.C., Grossi, F., & Raffa, S.（2002）. Possibilities of thermal medicine in gastrointestinal functional disorders. Clin Ter,May-Jan; 153（3）, 195-206.

25. Grossi, F.（1989）. Thermal sulfur compounds and esthetic dermatology. Clin Ter,Dec 31; 131（6）, 413-419.

26. Halksworth, D.A., Moseley, L., Carter, K., & Worwood, M.（2003）. Iron absorption from Spatone（a natural mineral water）for prevention of iron deficiency in pregnancy. Clin Lab Haematol,Aug; 25（4）, 227-231.

27. Hartmann, B.R., Bassenqe, E., & Pittler, M.（1997）. Effect of carbon dioxide-enriched water and fresh water on the cutaneous microcirculation and oxygen tension in the skin of the foot. Angiology,Apr; 48（4）, 337-343.

28. Heywood, A.（1990）. A trial of the Bath Waters : the treatment of lead poisoning. Med Hist Suppl,（10）, 82-101.

29. Heywood, A., Waldron, H.A., O'Hare, P., & Dieppe, P.A.（1986）. Effect of immersion on urinary lead excretion. Br J Ind Med,Oct; 43（10）, 713-715.

30. Imanari, T., Hirata, R., Kato, M., Toyoda, H., Yoshida, H., & Koshiishi, I.（1997）. Activation of skin cells by inorganic compounds. Yakugaku Zasshi, 117（10-11）, 825-835.

31. Inoue, T., Inoue, S., & Kubota, K.（1999）. Bactericidal activity of manganese and iodide ions against Staphylococcus aureus : a possible treatment for acute atopic dermatitis. Acta Derm Venereol,Sep; 79（5）, 360-362.

32. Jean, R. , Fourot-Bauzon, M. , & Perrin, P.（1992）. Spa treatment in pediatric pneumo-allergology and ENT. Ann de Pediatr,May; 39（5）, 293-299.

33. Joly, F., Galoppin, L., Bordat, P., Cousse, H., & Neuzil, E.（2000）. Calcium and bicarbonate ions mediate the inhibition of mast cell histamine release by Avene spa water. Fundam Clin Pharmacol,Nov-Dec; 14（6）, 611-613.

34. Kerschan-Schindl, K., Uher, E.M., Zauner-Dungl, A. & Fialka-Moser V.（1998）. Cold

and cryotherapy. A review of the literature on general principles and practical applications. Acta Med Austriaca, 25（3）,73-78.

35. Kim, J.H., Baik, H.W., Yoon, Y.S., Joung, H.J., Park, J.S., & Jang, S.K. (2014). Measurement of antioxidant capacity using the biological antioxidant potential test and its role as a predictive marker of metabolic syndrome. Korean J Intern Med,29(1), 31-39.

36. Klemekow, S.V., Davydova, O.B., Levitskiĭ, l.a.F., Atrashkevich, O.G., Kubushko, I.V., & Makarenko, V.A.（1999）. The effect of radon baths on the physical work capacity and extrasystole in patients with ischemic heart disease and stable stenocardia. Vopr Kurortol Fizioter Lech Fiz Kult,Nov-Dec;（6）, 6-9.

37. Krashenitsa, G.M., & Botvinva, L.A.（1992）. The dynamics of glucose homeostasis in non-insulin-dependent diabetics under the influence of mineral water intake. Vopr Kurortol Fizioter Lech Fiz Kult,May-Jun;（3）, 21-24.

38. Kubota, K., Tamura, K., Take, H., Kurabayashi, H., & Shirakura, T.（1997）. Acute myocardial infarction and cerebral infarction at Kusatsu-spa. Nippon Ronen Igakkai Zasshi, 34（1）, 23-29.

39. Kubota, K., Tamura, K., Take, H., Kurabayashik, H., Mori, M., & Shirakura, T.（1994）. Dependence on very hot hot-spring bathing in a refractory case of atopic dermatitis. J Med, 25（5）, 333-336.

40. Kubota, K., Kurabayashi, H., Tamura, K., Kawada, E., Tamura, J., & Shirakura, T.（1992）. A transient rise in plasma beta-endorphin after a traditional 47 degrees C hot-spring bath in Kusatsu-spa, Japan. Life Sci, 51（24）, 1877-1880.

41. Lauvier, D., Valenty, M., & Tirmarche, M.（2001）Radon exposure and the risk of leukemia : a review of epidemiological studies. Health Phys,Sep; 81（3）, 272-288.

42. Lavicoli, I., & Carelli, G.,（2003）. Potential role of hormesis in risk assessment in occupational toxicology. G Ital Med Lav Ergon,Jul-Sep; 25, Suppl（3）, 174-175.

43. Leskovar, R.（1975）. "Drinking the waters " as a therapeutic exercise in the ionic range. MMW Munch Med Wochenschr,Mar 14; 117（11）, 437-442.

44. Lewandowska, J., Watenberg, J., Piltz, D., Jandowski, A., & Pilavek, M.（1981）. Immunoglobulins in asthmatic children during balneological treatment in Szczawno spa. Allerg Immunol, 27（3）, 168-175.

45. Li, D.K., Janevic, T., Odouli, R., & Liu, L.（2003）. Hot tub use during pregnancy and the risk of miscarriage. Am J Epidemiol,Nov 15; 158, 931-937.

46. Marty, J.P.（2002）. NMF and cosmetology of cutaneous hydration. Ann Dermatol Venereol,Jan; 129（1 Pt 2）, 131-136.

47. Martinelli, F., Carasi, S., Scarcella, C., & Speziani, F.（2001）. Detection of Legionella pneumophila at thermal spas. Microbiologica, 24, 259-264.

48. Mashiba, K., Hamamoto, T., & Torikai, K.（1993）. A case of Legionnaires' disease due to aspiration of hot spring water and isolation of Legionella pneumophila from hot spring water. Kansenshogaku Zasshi,Feb; 67（2）, 163-166.

49. Matz, H., Orion, E., & Wolf, R.（2003）. Balneotherapy in dermatology. Dermatol Ther, 16（2）, 132-140.

50. McCarty, J.D., Carter, S.P., Fletcher, M.J., & Reape, M.J.（1994）. Study of lithium absorption by users of spas treated with lithium ion. Hum Exp Toxicol,May; 13（5）, 315-319.

51. McKenna, D., Spence, D., Haggan, S.E., McCrum. E., Dornan. J.C., &Lappin, T.R.（2003）. A randomized trial investigating an iron-rich natural mineral water as a prophylaxis against iron deficiency in pregnancy. Clin Lab Haematol,Apr; 25（2）, 99-103.

52. Mielnik, J., Adamcio-Deptulska, M., Korzon, T., Poszynski, A., & Lozyk, J.（1993）. Balneologic rehabilitation in women operated on for ectopic tubal pregnancy. Ginekol Pol, 64（12）, 582-586.

53. Mitsunobu, F., Yamaoka, K., Hanamoto, K., Kojima, S., Hoski, Y., Ashida, K., ... Tanizaki, Y.（2003）. Elevation of antioxidant enzymes in the clinical effects of radon and thermal therapy for bronchial asthma. J Radiat Res,Jun; 44（2）, 95-99.

54. Nagasawa, Y., Komori, S., Sato, M., Tsuboi, Y., Umetani, K., Watanabe, Y., & Tamura, K.（2001）. Effects of hot bath immersion on autonomic activity and hemodynamics : Comparison of the elderly patient and the healthy young. Jpn Circ J,Jul; 65（7）, 587-592.

55. Needleman, P., & Greenwald, J.E.（1986）. Atriopeptin : a cardiac hormone intimately involved in fluid, electrolyte, and blood-pressure homeostasis. N Engl J Med,Mar; 314（13）, 828-834.

56. Oyama, J., Kudo, Y., Maeda, T., Node, K., & Makino, N.（2013）. Hyperthermia by bathing in a hot spring improves cardiovascular functions and reduces the production of inflammatory cytokines in patients with chronic heart failure. Heart Vessels,Mar; 28（2）, 173-178.

57. Ozçelik, S., Polat H.H., Akyol, M., Yalcin, A.N., Ozcelik, D., & Marcefihah, M.（2000）. Kangal hot spring with fish and psoriasis treatment. J Dermatol,Jun; 27（6）, 386-390.

58. Portalès, P., Ariès M.F., Licu, D., Pinto, J., Hemandez-Pion, C., Gall, y., ... Clot, J.（2001）. Immunomodulation induced by Avène spring water on Th1- and Th2-dependent cytokine production in healthy subjects and atopic dermatitis patients. Skin Pharmacol Appl Skin Physiol,Jul-Aug; 14（4）, 234-242.

59. Queirolo, F., Stequen, S., Restoviz, M., Paz, M., Ostapczuk, P., Schwuquer, M.J., & Munoz, L.（2000）. Total arsenic, lead, and cadmium levels in vegetables cultivated at the Andean villages of northern Chile. Sci Total Environ,Jun; 255（1-3）, 75-84.

60. Rieger, G.（1992）. Changes in Contrast Sensitivity after Iodine Treatment in Bad Hall in

Patients with Age-Related Maculopathy. Ophthalmologica, 205（2）, 100-104.

61. Rieger G.（1988）. The effect of combined iodine treatment in Bad Hall on the color perception of patients. Klin Monatsbl Augenheilkd, Oct; 193（4）, 416-419.

62. Sanz-Gallen, P., Nogue, S., Palomar, M., Rodriquez, M., Marti, M.J., & Munne, P.（1994）. Acute poisoning caused by hydrogen sulphide : clinical features of 3 cases. An Med Interna,Aug; 11（8）, 392-394.

63. Strauss-Blasche, G., Ekmekcioqlu, C., Klammer, N., & Marktl, W.（2000）. The change of well-being associated with spa therapy. Forsch Komplementamed Klass Naturheikd,Dec; 7（6）, 269-274.

64. Sukenik, S., Abu-Shakra, M., & Flusser, D.（1997）. Balneotherapy in autoimmune disease. Isr J Med Sci,Apr; 33（4）, 258-261.

65. Sung, E.J., & Tochihara, Y.（2000）. Effects of bathing and hot footbath on sleep in winter. J Physiol Anthropol Appl Human Sci,Jan; 19（1）, 21-27.

66. Tamura, K., Kubota, K., Kurabayashi, H., & Shirakura, T.（1996）. Effects of hyperthermal stress on the fibrinolytic system. Int J Hyperthermia,Jan-Feb; 12（1）, 31-36.

67. Tanizaki, Y., Kitani, H., Okazaki, M., Mifune, T., Mitsunobu, F., Ochi, K.Kimura, I.（1992）. Spa therapy improves ventilatory function in the small airways of patients with steroid-dependent intractable asthma. Acta Med Okayama,Jun; 46（3）, 175-178.

68. Tanizaki, Y.（1986）. Improvement of ventilatory function by spa therapy in patients with intractable asthma. Acta Med Okayama,Feb; 40（1）, 55-59.

69. Telina, E.N., Sakhabutdinov, I.u.E., Mosikhina, S.S., Anisimova, I.V., & Nizamova, F.A.（1999）. An efficacy study of the treatment of patients with chronic pyelonephritis and urolithiasis using sulfate-bicarbonate calcium-magnesium mineral water. Vopr Kurortol Fizioter Lech Fiz Kult, Jul-Aug;（4）, 26-28.

70. Titzmann, T., & Balda, B.R.（1996）. Mineral water and spas in Germany. Clin Dermatol,Nov-Dec; 14（6）, 611-613.

71. Tseng W.P., Chu H.M., How S.W., Fong, J.M., Lin, C.S., & Yeh, S.（1968）. Prevalence of skin cancer in an endemic area of chronic arsenicism in Taiwan. J Natl Cancer Inst,Mar; 40（3）, 453-463.

72. Vorovskavia, V.D., Dzhaqizian, A.I., Til'ba, I.P., Ziuban, A.L., & Khabinson, V.K.h.（1994）. Possible approaches to improvement of the efficacy of health resort treatment of women with pelvic inflammatory diseases. Akush Ginekol,（1）, 47-51.

73. Worwood, M., Evans, W.D., Villis, R.J., &Burnett, A.K.（1996）. Iron absorption from a natural mineral water（Spatone Iron-Plus）. Clin Lab Haematol,Mar;18（1）, 23-27.

74. Winklcr, R.（1989）. 131 I accumulation in the thyroid gland of the rat following balneotherapy iodine dose administration. Wien Klin Wochenschr, Nov; 101（22）, 785-

257

787.

75. Wolf, G., Koidl, B., & Pelzmann, B.（1991）. Regeneration of the ciliary beat of human ciliated cells. Laryngorhinootoloqie, 70（10）, 552-555.

76. Wollenberg, A., Richard, A., & Bieber, T.（1992）. In vitro effect of the thermal water from La Rochi-Posay on the stimulatory capacity of epidermal Langerhanss cells. Eur J Dermatol, 2, 128-129.

77. Yamaoka, K., Mitsunobu, F., Hanamoto, K., Shibuya, K., Mori, S., Tanizaki, Y., & Sugita, K.（2004）. Biochemical comparison between radon effects and thermal effects on humans in radon hot spring therapy. J Radiat Res,Mar; 45（1）:83-88.

78. Yip, L., Dart. R.C., Keogh, J.P., Boyer, L.V., Geller, R.J., Gibly, R.L., ... Sullivan J.B.（2001）. Clinical environmental health and toxic exposures（2nd）, Philadelphia, USA：Williams & Wilkins Co..

79. Yoder, J.S., Blackburn, B.G., Craun, G.F., Hill, V., Levy, D.A., Chen, N., ... Beach, M.J.（2004）. Surveillance for waterborne-disease outbreaks associated with recreational water—United States, 2001-2002. MMWR Surveill Summ,Oct 22; 53（8）, 1-22.

80. Zdrojewicz, Z., & Belowska-Bien, K.（2004）. Radon and ionizing radiation in the human body. Postepy Hig Med Dosw,Mar 8; 58, 150-157.

日文部分

1. 一石 英一郎（2018），最強の溫泉習慣，東京：扶桑社。

2. 小川 秀夫（2015），治りたければ、3時間湯ぶねにつかりなさい！，東京：共榮書房。

3. 川原 弘久（2017），血管年齡が若返る「炭酸浴」，東京：株式會社 幻冬社。

4. 久保田 一雄（2006），溫泉療法，東京：金芳堂。

5. 大塚 吉則（2006），新版 溫泉療法，北海道：クルーズ。

6. 大島 良雄、矢野 良一（1991），改訂第 3 版溫泉療養の指針，東京：社團法人日本泉協會。

7. 中村 直美（2012），旅の手帖，東京：交通新聞社。

8. 西川 有司（2017），溫泉の科學，東京：日刊工業新聞社。

9. 早坂信哉（2018），最高の入浴法，東京：大和書房。

10. 安陪 常正（2005），玉川溫泉で難病を克服する法，東京：株式會社民事法研究　。

11. 赤平 理紗、赤嶺 卓哉、飯山 準一、豬熊 茂子、大塚 吉則、鏡森 定信……山內祐一（2007），新入浴・溫泉療養マニュアル，東京：日本溫泉氣候物理醫學會。

12. 佐々木 政一（2018），心と体に効く溫泉，東京：中央公論新社。

13. 佐々木 信行、辻內 和七郎、深澤 喜延、古田 靖志、山村 順次（2007），溫泉學入門，和歌山縣：日本溫泉科學學會。

14. 佐々木 信行（2013），溫泉の科學，東京：SB クリエイティブ株式會社。

15. 阿岸 祐幸、田中 宗隆、浜田 真之、飯島 裕一、大塚 吉則、甘露寺 泰雄……綿 邦彦（2012），溫泉の百科事典，東京：丸善出版株式會社。

16. 阿岸 祐幸（2013），入浴の事典，東京：株式會東京堂。

17. 松田 忠德（2016），溫泉はなぜ体にいいのか，東京：平凡社。

18. 松田 忠德（2017），溫泉手帳，東京：東京書籍株式會社。

19. 信濃 孝一（2016），溫泉を知る，仙台市：丸善仙台出版サービスセンター。

20. 神藤 啟司（2013），湯養生訓，東京：株式會社草隆社。

21. 納屋 嘉人（2019），現代湯治 全国泉質別溫泉ガイド，京都：株式會社 淡交社。

22. 植田 理彦、阿岸 祐幸、中谷 純、延永 正、矢永 尚士、及川 信哉……大塚 吉則（2003），溫泉療養の手帖，東京：社法人民間活力開發機構。

23. 植田 理彦、甘露寺 泰雄、前田 真治、光延 文浴、倉林 均、青山 英康……大塚 吉則（2004），新溫泉醫學，東京：日本溫泉氣候物理醫學會。

24. 植田 理彦、白倉 卓夫、田中 信行、谷崎 勝朗、越智 浩山、玉田 太朗……大塚 吉則（1999），入浴 ‧ 溫泉療養マニュアル，東京：日本溫泉氣候物理醫學會、日本溫泉療法醫會。

25. 飯島 裕一（2017），溫泉の祕密，東京：海鳴社。

網路資訊

1. 《中國時報》（2010/12），〈SPA 水療 頭頸、肋、腹別「沖」動〉，http://dipper.myweb.hinet.net/ch12/12-10.htm

2. 維基百科（2018/12），〈自來水〉，https://zh.wikipedia.org/wiki/%E8%87%AA%E6%9D%A5%E6%B0%B4

3. 植根法律網（2018/12），〈溫泉浴場設施衛生基準〉，http://www.rootlaw.com.tw/LawArticle.aspx?LawID=A040170061009700-0950329

4. 維基百科（2018/12），〈溫泉蛋〉，https://zh.wikipedia.org/wiki/%E6%BA%AB%E6%B3%89%E8%9B%8B

5. 中國新聞網（2006/2），〈小狗也要健康苗栗溫泉為狗狗開專屬泡湯區〉，http://tw.people.com.cn/BIG5/14812/14874/4135309.html

6. TVBS 新聞網（2008/1），〈溫泉池邊倒栽蔥！老翁疑血壓低頸椎骨折〉，https://news.tvbs.com.tw/life/1058557

7. TVBS 新聞網（2009/3），〈溫泉魚去「腳」質 美禁止、台勸導〉，https://news.tvbs.com.tw/other/125359

8. 日本環境省網站（2019/11），〈日本療養泉症狀別泉質選擇一覽表〉，https://www.env.go.jp/nature/onsen/docs/ha.pdf

附錄一、日本療養泉

　　日本的療養泉，除了泉溫（源泉處的溫度）要大於 25℃外，大致上，依其泉中的主要成分是將療養泉分為碳酸泉、碳酸氫鹽泉、鹽化物泉、硫酸鹽泉、含鐵泉、硫磺泉、酸性泉、放射能泉及單純溫泉等九種。

- **碳酸泉**：主要成分為游離二氧化碳，其濃度要大於每公斤 1000 毫克以上，因為溫泉浴時，身體皮膚與泉水接觸的地方，會佈滿小氣泡，故稱之為「氣泡之湯」。泉質中的二氧化碳小氣泡會吸附在皮膚表面，造成肢體周邊細小血管的擴張，而產生較強的保溫效果；碳酸泉本身亦有改善心血管之功能，所以，有「心臟之湯」之稱謂。其浴用法的適應症包括刀傷、末梢循環障礙與冷體質；飲用上則是對於胃腸機能低下有著不錯的效果。

- **碳酸氫鹽泉 [重曹泉（鈉 - 碳酸氫鹽泉）、重碳酸土類泉]**：1 公斤溫泉水之總溶解物（氣體除外）量達 1000 毫克以上，其陰離子的主要成分為碳酸氫根離子，而陽離子的主要成分則是鈉離子；碳酸氫鹽泉為無色透明之泉質，可使皮膚表面之脂肪及分泌物質乳化（emulsifies），是一種浴後皮膚會變得光滑及有清涼感的「冷之湯」。浴用之適應症為刀傷、末梢循環障礙、冷體質及皮膚乾燥症；飲用之適應症則是胃十二指腸潰瘍、逆流性食道炎、葡萄糖耐受性不良（糖尿病）及高尿酸血症（痛風）。高血壓及腎臟病的患者是不宜飲用重曹泉，因重曹泉泉質中的鈉離子成分會造成心血管及腎臟的負擔！

- **鹽化物泉**：1 公斤溫泉水之總溶解物（氣體除外）量達 1000 毫克以上，陰離子的主要成分為氯離子，而陽離子的主要成分則是鈉離子，兩種離子結合所產生之氯化鈉泉亦稱之為食鹽泉。在鹽化物泉浴後，其食鹽成分會於水分蒸發後，與皮膚表面上的脂肪與蛋白質結合，形成一層薄膜，可以防止體熱的散失，因此具有保溫的效果，可緩和神經痛及筋肉關節痛等疼痛症狀，是一種對於老年人有益的「溫熱之湯」。浴用之適應症為刀傷、末梢循環障礙、冷體質、鬱悶狀態及皮膚乾燥症；而飲用的適應症則是萎縮性胃炎及便祕。另外需注意的是：腎臟病、高血壓及心臟病的患者於身體浮腫時則是不宜飲用，因為食鹽泉泉質中的鈉離子成分會造成心血管及腎臟的負擔！

- **硫酸鹽泉（石膏泉、芒硝泉、苦味泉）**：1 公斤溫泉水之總溶解物（氣體除外）量達 1000 毫克以上，其陰離子的主要成分為硫酸根離子，泉質呈無色或淡黃色、味苦，具有保溫效果，是為預防動脈硬化症的「中風之湯」。硫酸鹽泉之浴用適應症為刀傷、

末梢循環障礙、冷體質、鬱悶狀態及皮膚乾燥症;而飲用的適應症則是膽道機能障礙、高膽固醇血症及便祕。

- **含鐵泉**：主要成分為總鐵離子（亞鐵離子＋鐵離子），其濃度要大於每公斤 20 毫克以上。飲泉方面是有益於缺鐵性貧血。

- **硫磺泉（硫化氫泉）**：主要成分為總硫黃（$HS^-+S_2O_3^{2-}+H_2S$），其濃度要大於每公斤 2 毫克以上，泉質中含有硫化氫氣體之特有臭蛋味，屬於刺激性較強的泉質，通風差的浴室中，溫泉浴時會有硫化氫中毒的顧慮；硫磺泉具有血管擴張之作用。其浴用之適應症為異位性皮膚炎、尋常性乾癬、慢性濕疹及表皮化膿症；飲用之適應症則是對葡萄糖耐受性不良（糖尿病）及高膽固醇血症。至於硫化氫泉的浴用適應症則為上述硫磺泉的浴用適應症再加上末梢循環障礙。

- **酸性泉**：1 公斤的溫泉水中含有氫離子 1 毫克以上，一般是無色或是微黃褐色強酸性泉質，具有殺菌的作用；身體入浴時，皮膚會有刺痛的感覺，因為酸性泉對皮膚具有較強之刺激作用，所以，臉部盡量不要浸泡到酸性泉，主要是為了避免眼睛接觸到酸性泉，造成眼球強烈的刺激傷害，而皮膚較敏感的人，最好於浴後用清水沖洗一下，以免殘留溫泉持續刺激皮膚引發皮膚炎。酸性泉之浴用適應症為異位性皮膚炎、尋常性乾癬、葡萄糖耐受性不良（糖尿病）及表皮化膿症。日本溫泉地區最具有代表性的酸性泉則是秋田縣之玉川溫泉及群馬縣之草津溫泉。

- **放射能泉（氡泉）**：1 公斤溫泉中含有 30×10^{-10} 居里以上之氡氣活性，因為可以促進尿中尿酸的排出，所以，稱之為「痛風之湯」，泉質中的放射能氣體於泉水湧出後很快地會在空氣中消失，所以並不需要過於擔憂游離輻射的問題。浴用之適應症為高尿酸血症（痛風）、風濕關節病及僵直性脊椎炎等。

- **單純溫泉**：泉溫高於 25℃，但泉質之總溶解物（氣體除外）每公斤小於 1000 毫克；是一種泉質淡且刺激性低、無色透明、無氣味適合於老年人使用的泉質；浴用之適應症為自律神經失調症、失眠症與鬱悶狀態。

　　另一方面，近些年日本環境省所公布的療養泉中還包括含碘泉，1 公斤的溫泉水中含有碘化物離子 10 毫克以上的溫泉。含碘泉飲用之適應症為高膽固醇血症；甲狀腺機能亢進症及碘過敏症的患者並不適合飲用含碘泉，另外，含碘泉並不適合作為一個隨意且長期飲用的療養泉。

261

日本療養泉各泉質之適應症

	泉質	浴用	飲用
鹽類泉	氯化物泉	切傷、燒燙傷、慢性皮膚病、虛弱兒童、慢性婦人病	慢性消化器官疾病、慢性便祕
	碳酸氫鹽泉	切傷、燒燙傷、慢性皮膚病	慢性消化器官疾病、糖尿病、痛風、肝臟病
	硫酸鹽泉 鐵-硫酸鹽泉 鋁-硫酸鹽泉除外	動脈硬化、切傷、燒燙傷、慢性皮膚病	慢性膽囊炎、膽結石、慢性便祕、肥胖症、糖尿病、痛風
含特殊成分之療養泉	碳酸泉	高血壓、動脈硬化症、切傷、燒燙傷	慢性消化器官疾病、慢性便祕
	含鐵泉	月經障礙	貧血
	含銅-鐵泉	以含鐵泉為標準	以含鐵泉為標準
	硫黃泉	慢性皮膚病、慢性婦人病、切傷、糖尿病、（硫化氫型）高血壓、動脈硬化症及上述等疾病	糖尿病、痛風、便祕
	酸性泉	慢性皮膚病	慢性消化器官疾病
	含鋁泉	以酸性泉為標準	以酸性泉為標準
	放射能泉	痛風、動脈硬化症、高血壓、慢性膽囊炎、膽結石、慢性皮膚病、慢性婦人病	痛風、慢性消化器官疾病、慢性膽囊炎、膽結石、神經痛、肌肉痛、關節痛

＊資料來源：1978 年日本環境廳自然保護局長通知

適合作為飲泉的日本療養泉

泉質	適應症	含有物
鐵泉	貧血、體力低下、萎縮性胃炎、風濕性疾病	氯化亞鐵、硫酸亞鐵、碳酸亞鐵
鹼性泉	胃及十二指腸潰瘍、胃酸過多性胃炎、痛風	碳酸氫鈉、鹼性明礬泉、碳酸鈉、鈣、鎂
酸性泉	萎縮性胃炎	氫離子含量多的溫泉（玉川溫泉、草津溫泉）、酸性明礬泉
硫酸鹽泉	便祕（氯化物泉亦可）、利膽作用、抗動脈硬化	硫酸鈉、鈣、鎂

＊資料來源：入浴・温泉療養マニュアル (1999)

各類療養泉之消化器官疾病適應症

泉質 ＼ 消化器官疾病	膽結石	慢性膽囊炎	肝臟病	慢性消化器官疾病	慢性便祕
單純溫泉	○	○	○	○	○
氯化物泉				☆	☆
碳酸氫鹽泉			☆	☆	
硫酸鹽泉	☆	☆			☆
碳酸泉				☆	☆
酸性泉				☆	
硫磺泉					☆
放射能泉	○☆	○☆		☆	

＊○表示「浴用」，☆表示「飲用」。＊資料來源：《新入浴‧溫泉療養マニュアル》。

日本療養泉症狀別泉質選擇一覽表

症狀（疾病） ＼ 泉質	單純溫泉	氯化物泉	碳酸氫鹽泉	硫酸鹽泉	碳酸泉	含碘泉	含鐵泉	酸性泉	硫磺泉	放射能泉
末梢循環障礙	浴用	浴用	浴用	浴用	浴用	浴用	浴用	浴用	浴用	浴用
冷體質	浴用	浴用	浴用	浴用	浴用	浴用	浴用	浴用	浴用	浴用
高血壓（輕症）	浴用	浴用	浴用	浴用	浴用	浴用	浴用	浴用	浴用	浴用
葡萄糖耐受性不良（糖尿病）	浴用	浴用	浴用 飲用	浴用	浴用	浴用	浴用	浴用	浴用 飲用	浴用
高膽固醇血症	浴用	浴用	浴用	飲用	浴用	浴用 飲用	浴用	浴用	浴用 飲用	浴用

胃腸機能低下	浴用	浴用	浴用	浴用	浴用 飲用	浴用	浴用	浴用	浴用	浴用
便祕		飲用		飲用						
胃及十二指腸潰瘍			飲用							
胃食道逆流			飲用							
萎縮性胃炎		飲用								
膽道機能障礙				飲用						
痛風			飲用							浴用
風濕關節病	浴用	浴用	浴用	浴用	浴用	浴用	浴用	浴用	浴用	浴用
自律神經失調症	浴用	浴用	浴用	浴用	浴用	浴用	浴用	浴用	浴用	浴用
失眠症	浴用	浴用	浴用	浴用	浴用	浴用	浴用	浴用	浴用	浴用
鬱悶症狀	浴用	浴用	浴用	浴用	浴用	浴用	浴用	浴用	浴用	浴用
慢性肌肉及關節僵硬	浴用	浴用	浴用	浴用	浴用	浴用	浴用	浴用	浴用	浴用
運動麻痺之肌肉僵硬	浴用	浴用	浴用	浴用	浴用	浴用	浴用	浴用	浴用	浴用
切傷		浴用	浴用	浴用	浴用					
皮膚乾燥症		浴用	浴用	浴用						
異位性皮膚炎								浴用	浴用	
尋常性乾癬								浴用	浴用	
慢性濕疹									浴用	
皮膚化膿症									浴用	
表皮化膿症								浴用		
僵直性脊椎炎										浴用
缺血性貧血							飲用			
氣喘、肺氣腫（輕症）	浴用	浴用	浴用	浴用	浴用	浴用	浴用	浴用	浴用	浴用
痔瘡疼痛	浴用	浴用	浴用	浴用	浴用	浴用	浴用	浴用	浴用	浴用
病後回復期	浴用	浴用	浴用	浴用	浴用	浴用	浴用	浴用	浴用	浴用
恢復疲勞、增進健康	浴用	浴用	浴用	浴用	浴用	浴用	浴用	浴用	浴用	浴用

＊資料來源：日本環境省官方網站
＊浴用：浴用適應症之泉質、飲用：飲用適應症之泉質

附錄二、臺灣溫泉標準

（中華民國 94 年 7 月 22 日經濟部經水字第 09404605610 號令訂定）

第 一 條　本標準依溫泉法（以下簡稱本法）第三條第二項規定訂定之。

第 二 條　符合本標準之溫水，指地下自然湧出或人為抽取之泉溫為攝氏三十度以上且泉質符合
下列款目之一者：

一、溶解固體量：總溶解固體量 (TDS) 在五百 (mg/L) 以上。

二、主要含量陰離子：

（一）碳酸氫根離子（HCO_3^-）二百五十 (mg/L) 以上。

（二）硫酸根離子（$SO_4^=$）二百五十 (mg/L) 以上。

（三）氯離子 (含其他鹵族離子) Cl^-, including other halide) 二百五十 (mg/L) 以上。

三、特殊成分：

（一）游離二氧化碳 (CO_2) 二百五十 (mg/L) 以上。

（二）總硫化物 (Total sulfide) 零點一 (mg/L) 以上。但在溫泉使用事業之使用端出水口，
不得低於零點零五 (mg/L)。

（三）總鐵離子（$Fe^{+2}+Fe^{+3}$）大於十 (mg/L)。

（四）鐳 (Ra) 大於一億分之一（curie/L）。

第 三 條　本標準之冷水，指地下自然湧出或人為抽取之泉溫小於攝氏三十度且其游離二氧化碳
為五百 (mg/L) 以上者。

第 四 條　本標準之地熱（蒸氣），指地下自然湧出或人為抽取之蒸氣或水或其混合流體，符合
第二條泉溫及泉質規定者。

第 五 條　本標準之檢測注意事項，由中央主管機關公告並刊登政府公報，其中檢測方法為最低
之標準。

第 六 條　本標準自本法施行日施行。

附錄三、溫泉標章申請使用辦法

（交路發字第 09400850322 號令訂定）

修正日期：民國 99 年 05 月 20 日

第 一 條　本辦法依溫泉法 (以下簡稱本法) 第十八條第三項規定訂定之。

第 二 條　以溫泉作為觀光休閒遊憩目的之溫泉使用事業，應將溫泉送經交通部認可之機關 (構)
、團體檢驗合格，依據本辦法之規定申請使用溫泉標章。

前項溫泉檢驗機關 (構)、團體之認可、本辦法第三條至第五條之認可後續作業、申

請註冊證明標章及本辦法所需書表格式之訂定，由交通部委任交通部觀光局辦理，其委任事項及法規依據應公告並刊登於政府公報或新聞紙。

第 三 條　政府機關 (構)、公 (民) 營事業機構、公立或立案之學術研究機構或大專以上院校或具備其他法人團體資格者，得於交通部公告受理認可申請期間，備具申請書及執行計畫書，申請溫泉檢驗機關 (構)、團體之認可。

前項執行計畫書內容應包括下列事項：

一、申請單位之資格說明及相關證明資料。

二、檢驗室及檢驗設備說明。

三、檢驗專責人力之配置說明及相關學、經歷證明資料。

四、溫泉檢驗受理申請、作業流程及管制方式。

五、檢驗紀錄之保存方式及網路建置。

六、收費方案。

第 四 條　交通部為辦理溫泉檢驗機關 (構)、團體之認可，得邀集相關主管機關及學者專家，審查執行計畫書內容，必要時並得辦理實地勘查；其廢止認可時，亦同。

前項審查或廢止認可，應公告並公開於資訊網路。

第 五 條　經前條認可檢驗溫泉之機關 (構)、團體，應依據執行計畫書內容確實執行檢驗業務，並依下列規定辦理：

一、親赴溫泉使用事業營業處所之溫泉儲槽出水口及使用端出水口實地採樣溫泉。

二、於受理申請後二十日內完成檢驗，出具溫泉檢驗證明書，並函送交通部觀光局備查。

三、執行計畫書內容如有修正之必要，應報交通部核定。

交通部為監督前項溫泉檢驗業務，得隨時派員實地檢查，溫泉檢驗機關 (構)、團體不得無故規避、妨礙或拒絕。

溫泉檢驗機關 (構)、團體違反前二項規定者，交通部得限期令其改善，屆期未改善完成者，廢止其認可。

第一項第二款之溫泉檢驗證明書，包含下列事項：

一、申請單位。

二、營業處所。

三、檢驗單位。

四、溫泉名稱。

五、溫泉湧出地。

六、檢驗日期。

七、溫泉現地調查結果；至少應包含溫泉水質特徵、泉溫、酸鹼度、湧出量、供給方式等檢驗項目。

八、溫泉成分檢驗結果。

九、泉質類別。

第 六 條　溫泉標章之型式如附件一。

直轄市、縣（市）政府應依溫泉標章之型式製發溫泉標章標識牌如附件二，並附記下列事項：

一、溫泉使用事業名稱。

二、溫泉使用事業營業處所。

三、溫泉成分、溫度及泉質類別。

四、標識牌製發機關。

五、標識牌編號。

六、有效期間。

第 七 條　溫泉使用事業應備具申請書並檢附下列書件，向直轄市、縣（市）政府申請發給溫泉標章標識牌：

一、申請人經營相關事業之設立或登記證明文件。

二、以獨資或合夥方式經營者，其負責人之身分證明文件；為法人、非法人團體者，其代表人之身分證明文件。

三、溫泉水權狀或溫泉取供事業之供水證明。

四、申請前三個月內經交通部認可之機關（構）、團體檢驗符合溫泉標準之溫泉檢驗證明書。

五、申請前二個月內衛生單位出具之溫泉浴池水質微生物檢驗合格報告。

六、委託申請時，應提出委託書及代理人之身分證明文件。

七、其他經直轄市、縣（市）政府指定之文件。

前項第一款之證明文件包括觀光旅館業營業執照、旅館業登記證、民宿登記證、觀光遊樂業執照、休閒農場登記證、餐廳、浴室等相關事業之公司登記或商業登記證明文件。

申請人為政府機關者，免附第一項第一款之書件。

溫泉使用事業之溫泉標章標識牌使用權經撤銷者，自撤銷之日起一年內不得重新提出申請。

第 八 條　前條申請書件完備者，直轄市、縣（市）政府應發給溫泉標章標識牌；申請書件不完備或內容欠缺，經通知申請人限期補正，屆期未補正或補正不全者，不予受理。

第 九 條　以溫泉作為觀光休閒遊憩目的之溫泉使用事業，應將溫泉標章標識牌懸掛於營業處所入口明顯可見之處，並於適當處所以大小合宜、易於辨識字體標示下列使用溫泉之禁忌及其他應行注意事項：

一、入浴前應先徹底洗淨身體。

二、患有心臟病、肺病、高血壓、糖尿病及其他循環系統障礙等慢性疾病者，應依照醫師指示入浴。

三、入浴前後應適量補充水分。

四、入浴應依序足浴、半身浴、全身浴，浸泡高度不宜超過心臟。

五、入浴後有任何不適，請即出浴並通知服務人員。

六、長途跋涉、疲勞過度或劇烈運動後，宜稍作休息再入浴。

七、患有傳染性疾病者禁止入浴。

八、女性生理期間禁止入浴。

九、禁止攜帶寵物入浴。

十、孕婦、行動不便者、老人及兒童，應避免單獨一人入浴。

十一、酒醉、空腹及飽食後，不宜入浴。

十二、入浴時間一次不宜超過十五分鐘，總時間不宜超過一小時。

十三、出浴後不宜直接進入烤箱。

直轄市、縣（市）政府得依轄內溫泉特性及需要，於前項各款規定外，另定使用溫泉之禁忌及其他應行注意事項，並依營業場所現況，輔導溫泉使用事業於適當處所以大小合宜、易於辨識字體標示之。

第 十 條 溫泉使用事業使用溫泉標章標識牌之有效期間為三年，期間屆滿仍有使用之必要者，應於有效期間屆滿二個月前，檢具第七條第一項申請書件，向直轄市、縣 (市) 政府申請換發，經審查合格者發給之。

第十一 條 溫泉標章標識牌毀損或附記之使用事業名稱有變更者，溫泉使用事業應於毀損或變更之日起十五日內，檢具相關證明文件向直轄市、縣 (市) 政府申請換發。

第十二 條 溫泉標章標識牌遺失時，溫泉使用事業應於遺失後十五日內，敘明理由並檢具第七條申請書 (免檢附相關書件)，向直轄市、縣 (市) 政府申請補發；直轄市、縣 (市) 政府應公告註銷遺失之溫泉標章標識牌。

第十三 條 溫泉使用事業有下列情事之一者，直轄市、縣 (市) 政府應撤銷該事業之溫泉標章標識牌使用權：

一、溫泉標章標識牌申請書有虛偽不實登載或提供不實文件者。

二、以詐欺、脅迫或其他不正當之方法取得溫泉標章標識牌使用權者。

第十四 條 溫泉使用事業歇業、自行停止營業、解散或其營業對公共利益有重大損害之虞時，直轄市、縣（市）政府得廢止該事業之溫泉標章標識牌使用權。

但有下列情形之一者，應廢止其溫泉標章標識牌使用權：

一、依第五條第一項第一款規定採樣溫泉，檢驗結果不符溫泉標準之溫度或水質成份，未依限期改善者。

二、溫泉水質不符行政院衛生署所定溫泉浴池水質微生物指標，未依限期改善者。

三、溫泉標章標識牌有轉讓或其他非法使用之情事。

四、未依第十條至第十二條規定申請溫泉標章標識牌之換發、補發。

五、溫泉使用事業依第七條第一項第一款規定提出之證明文件，經該管主管機關撤銷、廢止或因其他原因而失效者。

六、溫泉使用事業依第七條第一項第三款規定提出之溫泉水權狀，經該管主管機關撤

銷、廢止或年限屆滿後水權消滅者。

七、溫泉使用事業依第七條第一項第三款規定提出之供水證明失效者。

第十五 條 溫泉標章標識牌有效期間屆滿未申請換發或經直轄市、縣 (市) 政府撤銷、廢止使用權者，該管主管機關應以書面通知三十日內繳回溫泉標章標識牌，逾期未繳回者，公告註銷之。

第十六 條 溫泉標章標識牌之發給、換發、補發、註銷、撤銷、廢止，直轄市、縣 (市) 政府應公告副知交通部觀光局，並公開於資訊網路。

第十七條 本辦法所需書表格式，由交通部另定之。

第十八 條 本辦法施行前領有第七條第二項設立或登記證明文件，並以溫泉作為觀光休閒遊憩使用之業者，應自本法施行之日起一年內，向直轄市、縣 (市) 政府申請發給溫泉標章標識牌。

第十九 條 本辦法自發布日施行。

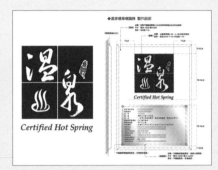

附錄四、溫泉浴場設施衛生基準

（中華民國 95 年 3 月 29 日行政院衛生署署授疾字第 0950000223 號函訂定發布）

一、　浴場應設有衛生管理人員，並將其姓名牌標示於營業場所明顯易見之處，衛生管理人員負責浴場衛生管理事項，並應參加衛生講習或訓練。

二、　業者應確實執行溫泉浴池水質微生物自我檢測。

三、　應分設男女淋浴區、更衣區及衣物櫃等。

四、　浴池使用期間，應保持浴池溢流狀態。

五、　浴池的進水口須高於浴池的水面（除循環過濾之碳酸氫鈉泉、氯化物泉外）。

六、　浴池的邊緣應高於洗浴場所的地面。

七、　室內溫泉浴場需設置通風設備。

八、　浴場應設置急救鈴。

九、　有關溫泉浴池水質微生物檢測之採樣方法、時間、日期、採樣點、採樣頻率、檢驗方法及結果等相關文件資料，應詳實記錄，以備查核抽驗。

十、　應於浴場明顯易見處標示溫泉浴池之水質成分、PH 值、水溫、浸泡之禁忌、緊急處理方式、微生物檢驗結果、進水口高溫警告、水質淨化方法、浴池清潔頻率紀錄及注意事項等。

十一、其他項目應依浴室業設施衛生基準辦理。

舒活家系列 HD2043X

溫泉健康研究室：發現泡湯的養生療癒力【最新修訂版】

作 者	陳家勉
選 書	林小鈴
主 編	陳玉春
協 力 編 輯	張棠紅

行 銷 經 理	王維君
業 務 經 理	羅越華
總 編 輯	林小鈴
發 行 人	何飛鵬

出 版	原水文化 台北市民生東路二段141號8樓 電話：02-25007008　傳真：02-25027676 E-mail：H2O@cite.com.tw　Blog：http//：citeh20.pixnet.net
發 行	英屬蓋曼群島商家庭傳媒股份有限公司城邦分公司 台北市中山區民生東路二段 141號2樓 書虫客服服務專線：02-25007718．02-25007719 24 小時傳真服務：02-25001990．02-25001991 服務時間：週一至週五09：30-12：00．13：30-17：00 郵撥帳號：19863813　戶名：書虫股份有限公司 讀者服務信箱 email：service@readingclub.com.tw
香 港 發 行 所	香港發行所／城邦（香港）出版集團有限公司 地址：香港灣仔駱克道 193 號東超商業中心 1 樓 email：hkcite@biznetvigator.com 電話：(852)25086231　傳真：(852) 25789337
馬 新 發 行 所	馬新發行所／城邦（馬新）出版集團 Cite (M) Sdn Bhd 41, Jalan Radin Anum, Bandar Baru Sri Petaling, 57000 Kuala Lumpur, Malaysia. 電話：(603)90563833　傳真：(603)90576622 電郵：services@cite.my

內 頁 設 計	晴采工作室
封 面 設 計	許丁文
攝 影	梁忠賢
繪 圖	盧宏烈
製 版 印 刷	科億資訊科技有限公司
初 版	2019年12月12日
二 版 一 刷	2023年1月11日
定 價	500元

ISBN：978-626-96828-5-0（平裝）
ISBN：978-626-96828-6-7（EPUB）

特別感謝三總北投分院及廠商友善提供場地攝影、圖片

・三總北投分院（112台北市北投區新民路60號
　電話：02-2895-9808）
・北投老爺酒店（112台北市北投區中和街2號
　電話：02-2896-9777）
・皇池溫泉御膳館（112台北市北投區行義路402巷
　42-1號　電話：02-2862-3688）

國家圖書館出版品預行編目(CIP)資料

溫泉健康研究室：發現泡湯的養生療癒力【最新修訂版】/陳家勉著. -- 二版. -- 臺北市：原水文化出版：英屬蓋曼群島商家庭傳媒股份有限公司城邦分公司發行, 2023.01　面；　公分. -- (舒活家系列；HD2043X)
ISBN 978-626-96828-5-0(平裝)

1.CST: 溫泉 2.CST: 健康法

411.13　　　　　　　　　　　　111020600

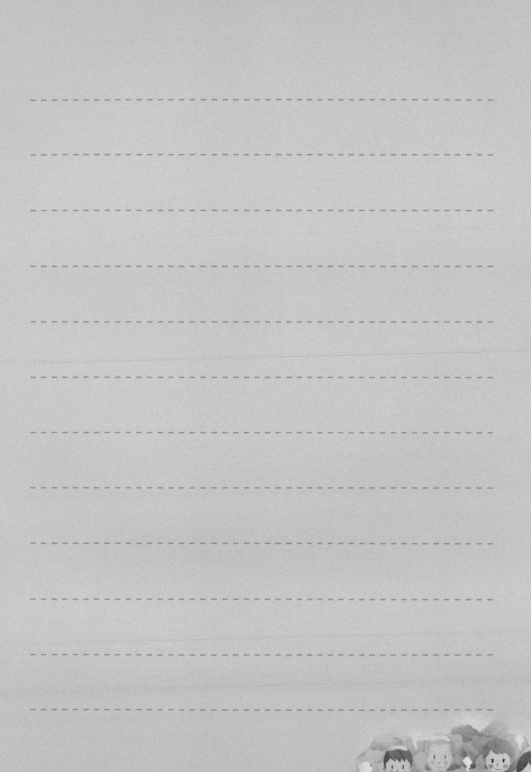

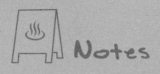 Notes